lebe leichter®

GENIAL NORMAL ZUM WUNSCHGEWICHT

DAS 12-WOCHEN-PROGRAMM

SCM
Hänssler

SCM

Stiftung Christliche Medien

SCM Hänssler ist ein Imprint der SCM Verlagsgruppe, die zur Stiftung Christliche Medien gehört, einer gemeinnützigen Stiftung, die sich für die Förderung und Verbreitung christlicher Bücher, Zeitschriften, Filme und Musik einsetzt.

Dieser Titel erschien zuletzt unter der ISBN 978-3-7751-5291-4.

4. überarbeitete und aktualisierte Auflage 2025 (13. Gesamtauflage)

Umschlaggestaltung: Kathrin Spiegelberg, Weil im Schönbuch
Titelbild: Patrick Horlacher, Stuttgart
Innenseitengestaltung: Dorothé Straßburger
Druck und Bindung: Finidr s.r.o.
Gedruckt in Tschechien
ISBN 978-3-7751-5813-8
Bestell-Nr. 395.813

INHALT

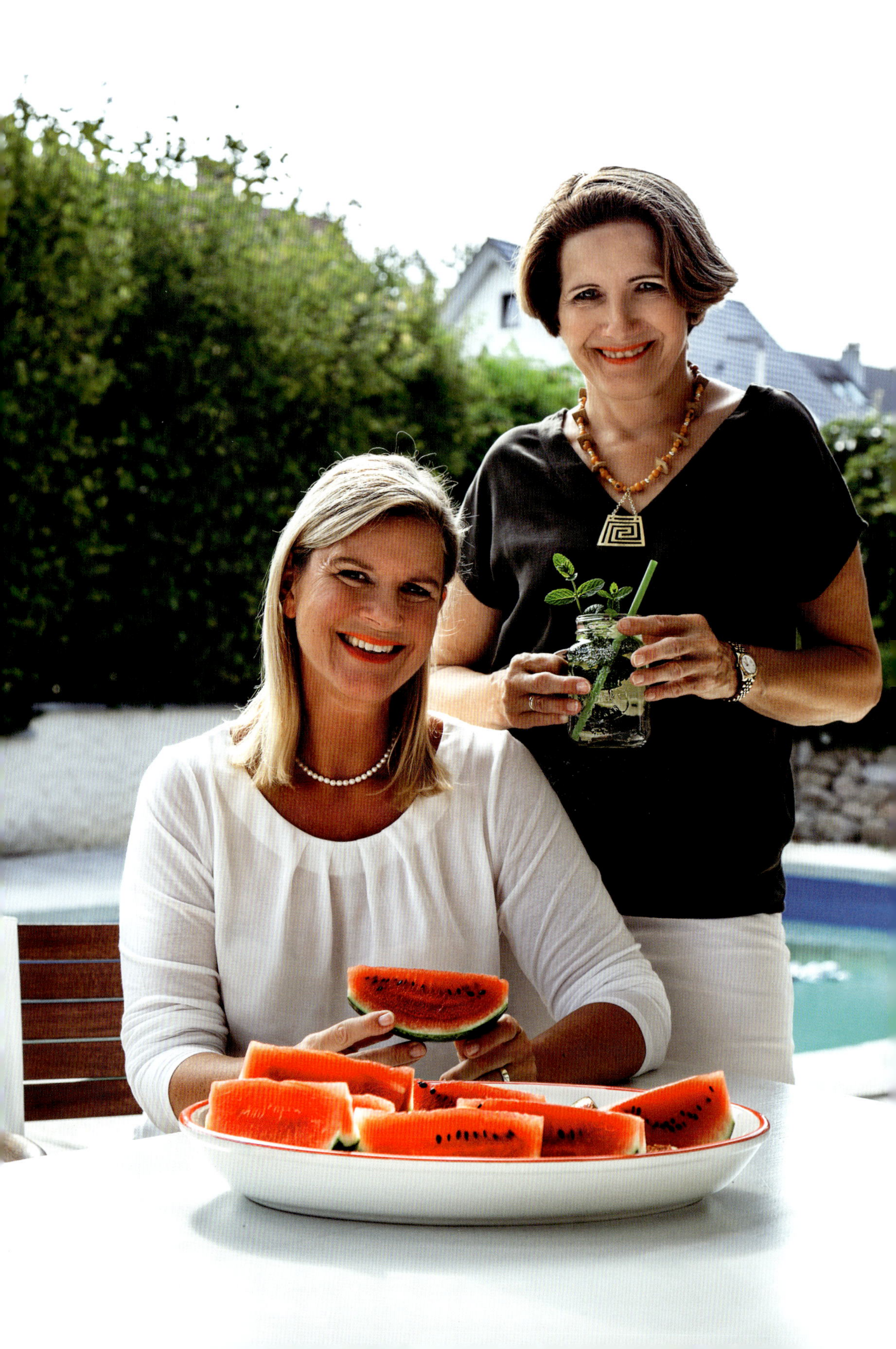

VORWORT VON HEIKE UND BEATE

Wenn wir das geahnt hätten! Im Frühjahr 2011 erschien die erste Auflage unseres Buchs »*Lebe leichter* – Genial normal zum Wunschgewicht« mit einem integrierten 12-Wochen-Programm zum Abnehmen.

Beim Schreiben im Sommer 2010 hatten wir schon die Vision gehabt, dass sich *Lebe leichter* im deutschsprachigen Raum verbreiten wird, aber mit dieser Geschwindigkeit hatten wir nicht gerechnet. Zuerst hatten wir hauptsächlich unsere Bekannten in unseren Wohnorten Offenburg und Würzburg vor Augen, die wir in *Lebe-leichter*-Kursen auf ihrem Weg zu ihrem Wunschgewicht begleiten wollten. Und natürlich wollten wir das Buch auf unsere Vortragsreisen mitnehmen. Ziemlich schnell kamen die ersten Anfragen aus ganz Deutschland, wann und wo es denn *Lebe-leichter*-Kurse gäbe, und so begannen wir mit den Ausbildungen.

Über das, was seitdem passiert ist, können wir nur staunen: *Lebe leichter* hat sich multipliziert. Inzwischen gibt es 170 *Lebe-leichter*-Coachs in Deutschland, Österreich und der Schweiz, wir haben Tausende Menschen per Online-Coaching zum Wunschgewicht begleitet und das Buch wurde weitere neun Male aufgelegt.

Weil sich in den letzten Jahren im deutschsprachigen Raum viel verändert hat, weil wir uns verändert haben – und unsere Zielgruppe sich erweitert hat, ist es nun höchste Zeit für einen Relaunch. Dafür haben wir unsere *Lebe-leichter*-Coachs mit ins Boot geholt, die uns mit ihren guten Ideen unterstützt haben.

Arbeite mit dem Buch

Notier dir die Gedanken, die dir beim Lesen kommen. Unterstreich Sätze, die für dich wichtig sind. Lies immer wieder mal »quer«, um Motivation zu tanken. Motiviert zu bleiben, ist so ziemlich das Wichtigste, um dein Wunschgewicht zu erreichen und es dann zu halten. Egal, ob du das Buch alleine durcharbeitest oder dich einem *Lebe-leichter*-Kurs anschließt.

Dieses Buch ist die Grundlage jedes *Lebe-leichter*-Kurses und führt durch die zwölf Programmwochen. Jedes Kapitel besteht aus drei Teilen: Verstehen. Verändern. Vertiefen.

Wir haben das Buch »*Lebe leichter* – Genial normal zum Wunschgewicht« komplett überarbeitet und mit den neusten Erkenntnissen, Tipps und Erfahrungsberichten aus unseren Kursen versehen.

Damit du es leichter hast, leichter zu werden.

Viel Spaß beim Lesen!

DEINE BEATE NORDSTRAND UND HEIKE MALISIC

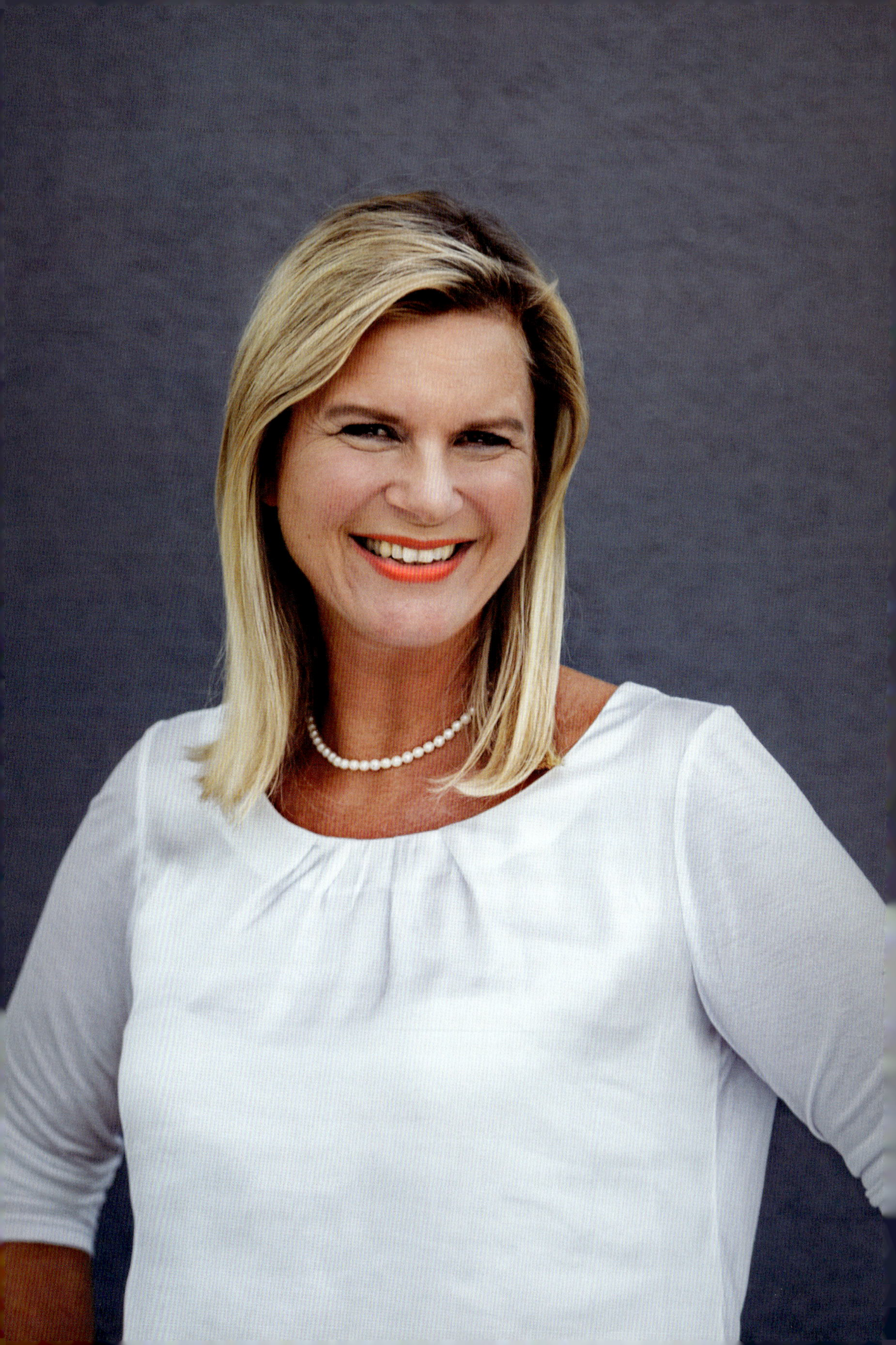

HEIKES GESCHICHTE

Es gab Zeiten, da ging ich täglich auf die Waage, um zu kontrollieren, ob alles im grünen Bereich war. Und dann gab es Zeiten, da stellte ich die Waage weg, weigerte mich, der Wahrheit ins Digitalauge zu sehen.

Ab morgen nehme ich ab

Im Dezember 1997 war es mal wieder so weit: Meine Waage hatte ich in die hinterste Ecke des Schlafzimmers verbannt. So ging das nun schon einige Jahre. War ich Anfang 20 noch schlank mit Größe 38 gewesen, so hatten mich drei Schwangerschaften und der damit verbundene Freibrief »Nun kannst du endlich essen!« doch ganz schön auseinandergehen lassen.

Zwischendurch war ich zwar motiviert, wieder mein normales Gewicht zu erreichen, aber jedes Mal, wenn ich einen Diätanlauf nahm, wurde ich erneut schwanger oder andere Hürden tauchten auf. Es waren höchstens 6–8 kg, die ich abnehmen wollte, aber das fiel mir einfach schwer. Dann kamen der Umzug und die Renovierung unseres Hauses. Haushalt, drei kleine Kinder und Baustelle waren Stress pur.

Bei Stress war Essen für mich immer die schnelle Lösung. Essen bedeutete in diesem Fall einen Moment Pause vom Alltag und seinen Herausforderungen. Ein halbes Jahr später passte mir kaum noch eine Hose, ich war total genervt, gereizt und beschämt. Mein Vorsatz stand fest: »Ab morgen nehme ich ab!«

Wie fange ich an?

Es verging ein Tag nach dem anderen, aber ich hatte einfach keinen richtigen Plan. Ich wusste, dass ich mit einer Diät nicht weit kommen würde. Denn seit sechs Jahren versuchte ich immer wieder, meine angefutterten Kilos mit irgendeiner Diät runterzuhungern.

Nach kurzfristigem Erfolg nahm ich dann doch immer wieder zu, nach und nach gesellten sich noch ein paar Pfunde extra auf die Hüften. Mittlerweile war ich bei 78 kg angekommen, bei einer Größe von 1,74 m. Die 80 wollte ich auf keinen Fall auf der Waage sehen!

Veränderung

Ich dachte in dieser Zeit viel über uns als Familie und über mich persönlich nach. Während mein Mann seine Berufung als Pastor in unserer Kirchengemeinde gefunden hatte, war in mir eine nicht zu erklärende Leere. Dabei war ich nicht unterbeschäftigt: Mit meinen vier kleinen Jungs, dem Haushalt und auch der Baustelle hatte ich genug zu tun.

Und dennoch war da so eine Sehnsucht in mir, die ich nicht richtig definieren konnte, und das hatte nicht nur mit meinem Übergewicht zu tun. Es war Zeit für eine Veränderung.

Als Erstes schloss ich mich einer Selbsthilfegruppe zum Abnehmen an. Die Gruppendynamik, die konkrete Anleitung für eine Ernährungsumstellung sowie meine beginnende Freude an der Bewegung ließen die Pfunde purzeln. Und als ich Woche für Woche weniger wog, wusste ich irgendwann plötzlich, was ich machen wollte:

Ich war so fasziniert von der Veränderung, die dieser Erfolg bewirkte, dass ich selbst dazu beitragen wollte, dass Menschen ihr Gewicht in den Griff bekommen. 1998 ließ ich mich zur Fachfrau für Ernährungs- und Gewichtsmanagement ausbilden und begleite seitdem Menschen auf dem Weg zu ihrem Wunschgewicht.

Berufung

Zeitgleich mit meiner Ausbildung startete ich in unserer Kirchengemeinde regelmäßige Frauenfrühstückstreffen und einen großen Frauentag zum Thema »Körper, Geist, Seele«. Die Ganzheitlichkeit war schon immer mein Thema gewesen. Und jetzt, wo ich selbst körperlich leichter geworden war und dadurch so viel mehr Energie hatte, wollte ich auch Seele und Geist in Balance bringen.

Ich arbeitete mehrere Vorträge zu diesem Thema aus, und der Wunsch entstand, ein eigenes Buch zu schreiben. 2006 erschien das erste ganzheitliche, christliche Ernährungsbuch, das ich zusammen mit Beate geschrieben habe: »*Lebe leichter* – Umschalten aufs Wohlfühlprogramm«. Aus diesen Anfängen ist unser *Lebe-leichter*-Programm entstanden und seit 2017 auch das Body-Spirit-Soul-Programm. Zu beiden Programmen haben wir mehrere Bücher geschrieben.

Im richtigen Moment die Notbremse ziehen

Als Beate und ich uns entschieden, uns mit *Lebe leichter* selbstständig zu machen, war uns klar, dass wir uns an unsere eigenen Regeln auch halten müssen. Also habe ich mich 2010 komplett umgestellt: Esse nur noch dreimal am Tag, einen Teller voll, und halte die Pausen ein. Meistens.

Auch heute noch kenne ich gute und schlechte Zeiten. Die guten Zeiten sind die normalen – da befolge ich unsere Regeln. Die schlechten Zeiten sind die Ausnahmen. Mein Erfolgsgeheimnis: Im richtigen Moment die Notbremse ziehen.

Ich möchte ein normales Verhältnis zum Essen und zu meinem Gewicht haben. Nicht immer auf Diät sein, sondern gute Gewohnheiten etablieren, um auf Dauer mein Wohlfühlgewicht zu halten.

Noch wichtiger ist mir allerdings die Ausgeglichenheit zwischen Körper, Geist und Seele. Wie ich dies anstrebe, das gebe ich auch heute noch gerne an andere weiter, denn dafür brennt mein Herz!

BEATES GESCHICHTE

Ewiger Kampf um die Pfunde

Bei der Verteilung der Turbo-Stoffwechsel bin ich wahrscheinlich übersehen worden. Schon als Jugendliche konnte ich nicht essen so viel ich wollte und kämpfte mit dem Gewicht. Als ich dreizehn war, rutschte ich dann mal für ein Jahr in die Magersucht. Wie durch ein Wunder wurde mir eines Tages von allein klar, wie gefährlich mein Verhalten war, und ich fing wieder an, normal zu essen. Zu dünn wurde ich nie wieder, doch der Kampf war damit nicht vorbei. Es folgte ein jahrelanges Auf und Ab auf der Waage. Bis ich beim Essen das rechte Maß fand, dauerte es. Aber der Weg hat sich gelohnt. Heute kann ich vielen mit meinen Erfahrungen helfen.

Sie haben auch meine Berufswahl beeinflusst; ich wurde Diätassistentin. Während der Ausbildung lernte ich meinen Mann kennen. Mit 23 heirateten wir. Da war ich schlank. Ein Jahr später kam das erste unserer fünf Kinder zur Welt. Mit jeder Schwangerschaft fiel es mir schwerer, wieder zum Ausgangsgewicht zu kommen, und ich war ständig am Ab- und Zunehmen. Zwar achtete ich auf gesunde Mahlzeiten, aber Nachschlag und Nachtisch gehörten dazu. Außerdem hatten wir viele Einladungen, Geburtstage, Kirchenfeste, gemütliche Abende mit Freunden und die waren immer mit Essen verbunden. Irgendwann reichte es mir. Ich beschloss, abzunehmen und mein Gewicht endlich mal zu halten.

Was funktioniert?

Ich erarbeitete mir ein Konzept. Es ist die Strategie, die später auch *Lebe leichter* zu einem Erfolgsprogramm machte: »Alles essen, was ich will, aber nicht wann und nicht so viel ich will. Wieder lernen, wie es sich anfühlt, Hunger zu haben. Sättigende Mahlzeiten mit dem, was mir schmeckt, aber nur einen Teller.« Außerdem hörte ich auf, zwischen den Mahlzeiten zu essen! Schon wenige Wochen später hatte ich mein Ziel erreicht. Die Umstellung war anfangs Kopfsache; heute sind mir die Regeln in Fleisch und Blut übergegangen. Durch meine guten Gewohnheiten brauche ich manche Kämpfe nicht mehr kämpfen, trotz meiner Veranlagung, leicht zuzunehmen.

Trotzdem kann es vorkommen, dass ich nach Feiertagen oder einem Urlaub ein oder zwei Kilos mehr wiege. Dann halte ich mich an das *Lebe-leichter-6x1* und in zwei, drei Wochen sind sie wieder weg. Wenn ich auf mein Gewicht achte, bin ich auch in den normalen Alltagsdingen disziplinierter und zielbewusster. Ich akzeptiere, dass ich beim Essen nicht genauso bedenkenlos zugreifen kann wie manche anderen, wenn ich schlank bleiben möchte.

Berufliche Perspektiven

Ob ich meine Erfahrungen auch beruflich verwenden könnte? Immerhin war ich Diätassistentin. Ich machte einen Testlauf mit meiner Nachbarin. Sie war frustriert über ihr Gewicht und wir machten einen Deal: Sie würde meine Vorschläge umsetzen und ich würde an ihren Erfahrungen die Praxistauglichkeit meines Konzepts überprüfen können.

Hauptregel: Wiederzuentdecken, wie es sich anfühlt, Hunger zu haben. Drei Mahlzeiten am Tag mit dem Essen, das ihr schmeckte, aber nichts zwischendurch! Wenn der Hunger zu groß wurde, sollte höchstens ausnahmsweise mal eine Portion Gemüse für Abhilfe sorgen.

Einmal in der Woche trafen wir uns zum Walken und Reden. In zehn Wochen nahm Andrea 18 Kilo ab und ich wagte einen nächsten Schritt: Im Gemeindebrief kündigte ich den kostenlosen Probelauf eines Abnehmkurses an. Einzige Bedingung waren die regelmäßige wöchentliche Teilnahme und der Wille, abzunehmen. Das Projekt lief über 12 Wochen und die 30 Teilnehmer schlossen den Testlauf mit einem Minus von 203 Kilo ab. Dieser erste Kurs war ein echtes Highlight und der Startschuss für das heutige Erfolgsprogramm »*Lebe leichter*«.

> Erfolgreich zu sein, setzt zwei Dinge voraus: Klare Ziele zu haben und den brennenden Wunsch, sie zu erreichen.
>
> JOHANN WOLFGANG VON GOETHE

Inzwischen arbeite ich seit 16 Jahren als selbstständige Diätassistentin. Ich leite *Lebe-leichter-Kurse*, bilde Multiplikatoren aus und halte Vorträge zu unterschiedlichen Aspekten der ganzheitlichen Gesundheit.

Die positiven Erfahrungen in unseren *Lebe-leichter-Kursen* haben Heike und mich 2018 dazu bewogen, einen weiteren Kurs zu entwickeln: Body Spirit Soul, ein 10-Wochen-Kurs für einen ganzheitlichen Lebensstil. Er ist, anders als *Lebe leichter*, nicht kostenpflichtig.
Wenn dich dieses Angebot interessiert, findest du auf unserer Webseite www.bodyspiritsoul.de alle Infos.

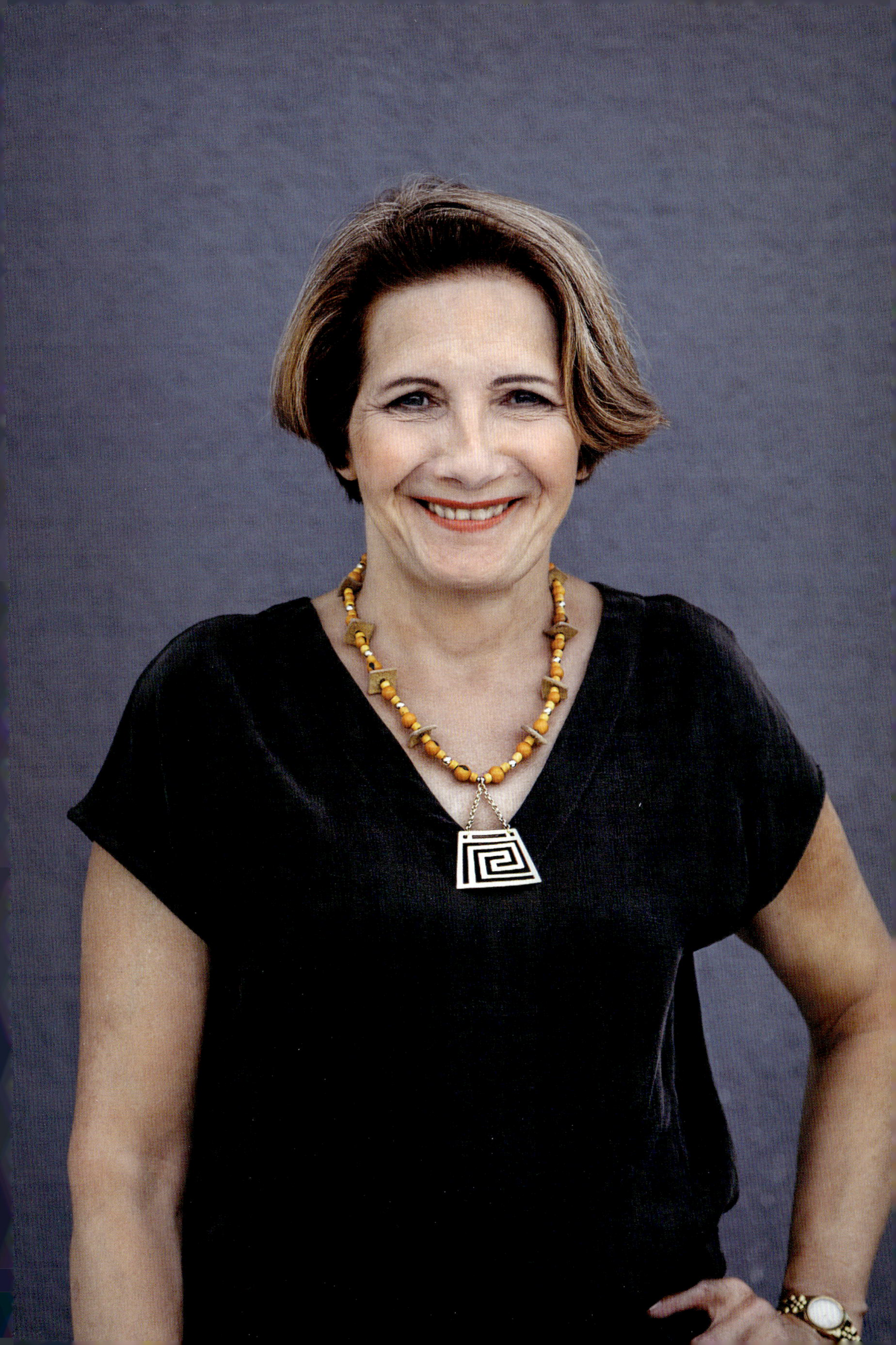

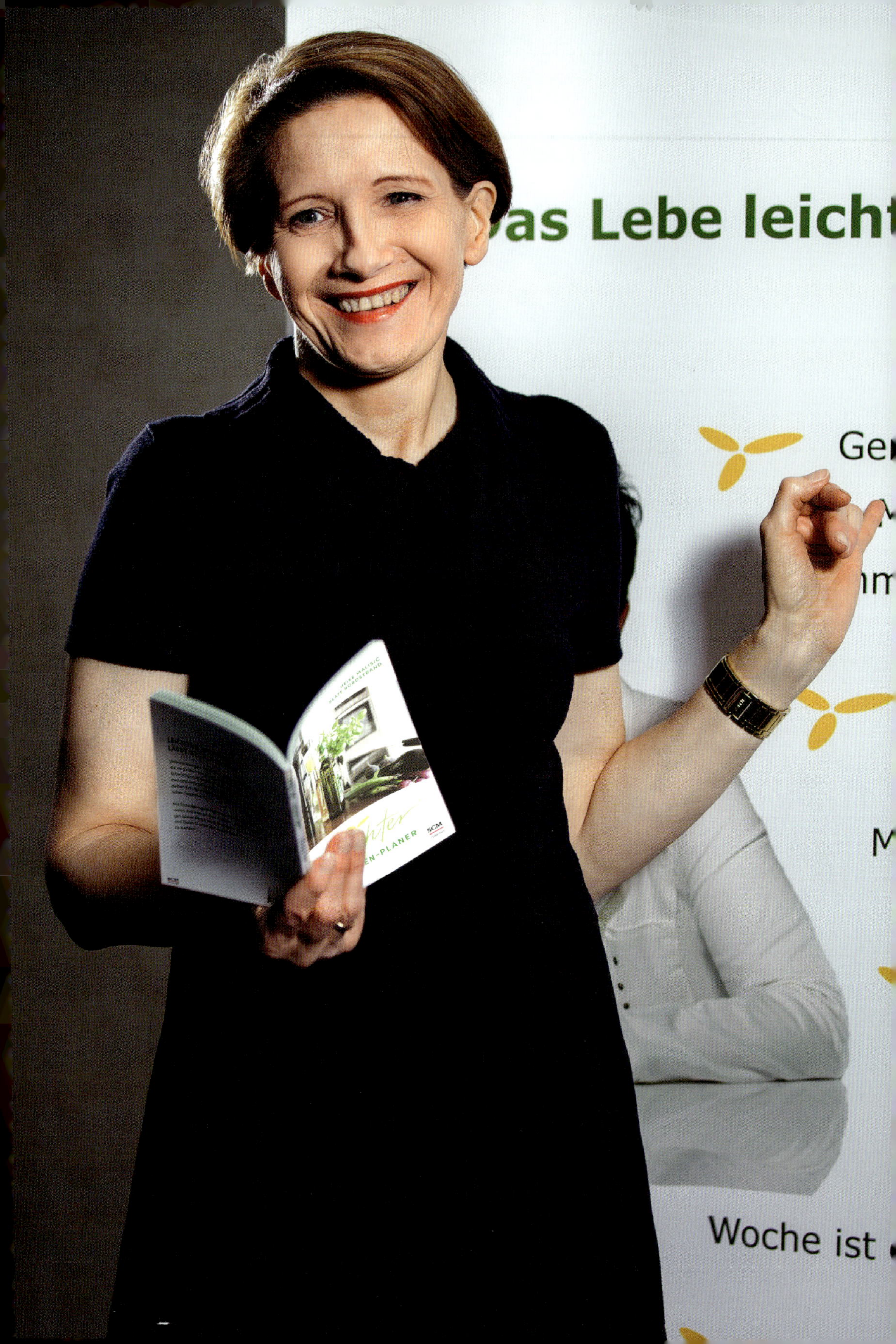
Lebe leicht
Woche ist
SCM

1 LEBE MIT PLAN

> Und plötzlich weißt du: Es ist Zeit, etwas Neues zu beginnen und dem Zauber des Anfangs zu vertrauen.
>
> MEISTER ECKHART

VERSTEHEN

Wann hast du dich das letzte Mal so richtig leicht gefühlt? Stell dir vor, du wachst morgens auf, bevor der Wecker klingelt. Ausgeruht und leicht freust du dich auf den Tag und auf dein Frühstück. Du hast Hunger! Du hast Zeit, deinen Kreislauf in Schwung zu bringen, und nimmst noch ein paar Atemzüge am offenen Fenster. Vielleicht hast du sogar Zeit, ein bisschen Sport zu machen.

Noch vor dem Frühstück trinkst du ein Glas heißes Wasser, weil dir das nach der langen Nacht guttut. Stell dir vor, in der Küche steht dein Frühstück, und du genießt in Ruhe die erste Mahlzeit des Tages. Du darfst essen, was du willst: einen Teller voll mit dem, was dir schmeckt. Wenn du vormittags aus dem Haus gehst, nimmst du eine Flasche Wasser mit.

Wenn der Hunger sich meldet, denkst du: »Das bisschen Magenknurren ist ein gutes Zeichen. Bestimmt holt sich mein Körper einen Snack von der Hüfte.« Genial normal. Einfach mal nichts essen.

Dein Hunger- und Sättigungsgefühl kehrt zurück. Du bist schneller zufrieden mit einer Mahlzeit, weil du regelmäßig gut für dich sorgst, und zwar für Körper, Geist und Seele. Die Pfunde schmelzen und die Laune steigt. Nach 12 Wochen sind die neuen Gewohnheiten in Fleisch und Blut übergegangen und du bist 5–8 Kilo leichter. Stell dir das mal vor!

Diäten und ihr dickes Ende

Dass Diäten keinen bleibenden Erfolg bewirken, hast du auf ernüchternde Weise sicher schon selbst festgestellt. Doch weil die Lebensmittelindustrie ständig neue kalorienreduzierte Gerichte, Lightprodukte und Superfoods auf den Markt bringt, erscheint es einleuchtend, die Lösung für Gewichtsprobleme vom richtigen Essen oder der passenden Diät zu erwarten.

Die Industrie hat aus unserem Streben nach einer gesunden Ernährung ein Riesengeschäft gemacht. Wir freuen uns, dass sie das Fett aus dem Käse oder dem Joghurt nimmt – und essen umso mehr davon. Mehr Eiweiß, weil das sättigender sein soll, fast keine Kohlenhydrate mehr, weil sie angeblich die Dickmacher Nr. 1 sind.

Wir zählen Kalorien, Punkte oder Fettaugen, trennen die Nährstoffe, lassen abends die Kohlenhydrate weg, versuchen es mit Nahrungsmittelergänzung, Eiweiß-Shakes oder doch lieber vegan. Und halten diese Extreme meistens nicht lange durch, weil wir doch eigentlich so gerne normal essen würden.

In Wahrheit fördern Diäten, Lightprodukte und jede Form von Extremen das Übergewicht. Das Essen bekommt dadurch nämlich eine enorme Bedeutung. Du bist den ganzen lieben langen Tag mit dem beschäftigt, was dir Probleme macht: mit Essen und deinem Körper.

Und je mehr du planst, kaufst, kochst, recherchierst und servierst, desto größer ist die Fixierung auf das Essen. Du stehst morgens auf und überlegst, was du wohl essen darfst, ob das in dein Kalorienbudget oder zu dieser Diät passt, ohne zu überlegen, ob und wie viel Hunger du überhaupt hast.
Je intensiver du mit dem Thema Essen beschäftigt bist, umso höhere Anziehungskraft bekommt es.

Wenn wir einer Sache große Aufmerksamkeit widmen, werden wir sie lieben. Diäten legen die Verantwortung auf das richtige Essen – kalorienarm, fettarm, ballaststoffreich, zuckerfrei –, nicht auf den Esser. Der übermäßige Appetit und die dauernde Beschäftigung mit der Frage »Essen oder nicht essen?« muss abnehmen und das Vakuum durch etwas anderes, Besseres gefüllt werden.

Die Bedeutung des Essens muss im Kopf abnehmen.

Dein Abschied von der Diätdiktatur

Wir wissen nicht, wie oft du einen Anlauf genommen hast, um abzunehmen. Das ist jetzt gerade auch unwichtig. Heute hast du die Entscheidung getroffen, etwas Neues zu wagen. Dich auf dieses Programm einzulassen.

Ob du damit tatsächlich abnimmst? Ob du mit den Regeln gut zurechtkommst? Ob du später dein Wohlfühlgewicht auf Dauer halten wirst?

Du wirst es herausfinden, wenn du den Schritt wagst. Was wir dir jetzt schon verraten können: Mit dem *Lebe-leichter*-Programm durchbrichst du die Diätdiktatur und lernst ein völlig normales und geniales Essverhalten. *Lebe leichter* passt sich deinem Lebensstil an und hilft dir, das gesunde Maß beim Essen wiederzufinden.

Kein Kalorien- oder Fettpunktezählen. Kein doppeltes Kochen.
Keine Extra-Zutaten für eine neue Diät. Keine teuren Lightprodukte. Keine Formula-Diät mit Pulvern oder Shakes. Keine Appetitzügler. Bei *Lebe leichter* gibt es keine richtigen oder falschen Lebensmittel.

Nicht das Essen ist das Problem, sondern die Menge, die du zu dir nimmst. Und die Häufigkeit. Nicht das Essen muss sich ändern, du musst dich ändern.

Sicher geben wir dir in den zwölf Lektionen Empfehlungen für eine kluge Auswahl. Der Fokus jedoch liegt in der Umstellung des Verhaltens. Die Bedeutung des Essens muss im Kopf abnehmen.

»Kann das wirklich wahr sein? Kann Abnehmen so leicht sein?«, fragst du dich gerade. Seien wir mal offen und ehrlich: Leicht ist Abnehmen nicht, aber wir möchten es dir etwas leichter machen. Und dich dafür sensibilisieren, dass du die Verantwortung für deine Gesundheit und dein Wohlbefinden in den Händen hältst. Wir helfen dir ein wenig dabei. Das ist unser Job und den machen wir gut.

Du darfst alles essen,
was du willst, aber nicht wann
und auch nicht so viel,
wie du willst.

Ganzheitlich

Der Grundgedanke von *Lebe leichter* besteht darin, den Mensch als Ganzes zu sehen, in seiner Ganzheitlichkeit. Wir sind mit drei Kompetenzzentren ausgestattet: dem Körper, der Seele und dem Geist. Alle drei Bereiche sind wichtig und wollen beachtet werden. Wenn hier die Balance fehlt, versuchen wir, das mit anderen Dingen zu kompensieren.

Der Körper braucht eine gesunde und ausgewogene Ernährung, ausreichend Schlaf, Bewegung, Körperpflege und, wenn du abnehmen möchtest, ein Energiedefizit. Das bedeutet, dass du weniger Energie, also Kalorien, zu dir nehmen darfst, als du verbrennst.

Zu deiner Seele gehört dein Wille, dein Verstand, aber auch deine Gefühle.

Dein Geist ist die eigentliche Person, die in dir wohnt – der Teil von dir, der Gemeinschaft haben kann mit Gott.

»Was hat Gott mit Abnehmen zu tun?«, fragst du dich jetzt vielleicht. Doch auch wenn uns das manchmal gar nicht bewusst ist, möchte jeder von uns tief im Innern wissen: »Wo komme ich her, wo gehe ich hin? Was ist der Sinn meines Lebens?«

Wenn dein Bauch Hunger signalisiert, dann isst du etwas und bist satt. Wenn sich hingegen Gefühle wie Frust, Stress, Langeweile, Kummer, Sorgen etc. bemerkbar machen, haben wir oft keine Zeit und auch keine Lust, uns diesen Gefühlen zu stellen. Manche von uns haben sich angewöhnt, dann zu essen. Weil es die schnellere Lösung ist. Gefühle werden verg»essen« oder runtergeschluckt.

So haben wir uns Verhaltensmuster angewöhnt, die uns nicht guttun, und zwar auf allen drei Ebenen. Die Aufgabe unserer Seele, also unseres Willens, wäre es, andere Lösungen für diesen scheinbar körperlichen Hunger zu finden. Auch die Sehnsucht unseres Geistes kann eine Art von Sucht erzeugen, die wir durch Essen kompensieren. In Kapitel 10 findest du hierzu einige Gedanken; in unserem Buch »Body Spirit Soul« erklären wir diese Zusammenhänge sehr ausführlich.

Den Jo-Jo-Effekt durchschauen

Leichter zu leben, hat also nicht nur etwas mit Abnehmen zu tun, und selten, wenn überhaupt, findest du diesen Ansatz bei irgendwelchen Diäten. Deren Versprechen sind einfach zu schön, um wahr zu sein! Es gibt sie schon hundertfach und jedes Jahr kommen neue dazu.

Meist lassen sich schon nach wenigen Tagen beachtliche Erfolge vermelden. Denn wer weniger Kalorien zu sich nimmt, als er benötigt, nimmt ab. Aber leider anschließend auch wieder zu – und meist mit Zinsen.

Bei jeder Diät wird nicht nur das unerwünschte Fett abgebaut. Zuerst einmal wird reichlich Wasser ausgeschwemmt. Dann geht es an den Muskelabbau. Pech für die, die abnehmen wollen! Denn Muskeln verbrennen sogar im Ruhezustand Energie und sorgen so für einen höheren Grundumsatz.

Kaum ist die Diät beendet und die erste normale Mahlzeit gegessen, zieht der Körper das Fett aus dem Essen, um seine leeren Fettspeicher aufzufüllen. Sein Ziel: Der Vorrat muss wieder stimmen. In den Wiederaufbau der Muskelmasse investiert er zunächst einmal nicht.

Sparpolitik

Je häufiger du deinen Körper durch Diäten und Hungerkuren verunsichert hast, desto mehr wird er sich vorsichtshalber in den Vorrat packen wollen. Und je unregelmäßiger das Fett kommt, desto schneller setzt es an, weil der Körper sich ja nicht auf eine regelmäßige Fettzufuhr verlassen kann. Mit jedem Abnehmen versucht der Körper entschiedener, das verlorene Fett wieder an seinen Platz zu befördern.

Mit jedem gescheiterten Diätversuch sinkt auf jeden Fall eins: dein Selbstbewusstsein!

Viele Übergewichtige essen nicht mehr, sondern oft sogar weniger als normalgewichtige Menschen. Hat der Körper seine Sparpolitik durchgesetzt, nimmst du einfach nicht weiter ab, auch wenn du nur sehr wenig isst. Ganz entschlossen schaltet er auf Sparflamme, denn er ist bereit, dich notfalls sogar während einer längeren Hungerphase am Leben zu erhalten. Der Energieverbrauch kann dabei bis zu 50 Prozent gedrosselt werden.

Eigentlich eine geniale Erfindung des Schöpfers, aber in unserer Wohlstandsgesellschaft ein Desaster. Jedes verlorene Pfund Muskelmasse verringert den täglichen Energiebedarf nämlich um 50–100 Kalorien. Und weil sich durch den Muskelabbau dein Grundumsatz senkt, hast du es in Zukunft noch schwerer, Gewicht zu verlieren.

Den Jo-Jo-Effekt beenden

Unsere wichtigste Empfehlung:
Nie wieder Crash-Diäten! Keine Hungerkuren mehr. Auch nicht für einen besonderen Anlass, weil du in vier Wochen auf eine Hochzeit eingeladen bist und unbedingt in DIESES Kleid oder DIESE Hose passen willst oder weil in sechs Wochen dieses Klassentreffen stattfindet, bei dem du eine gute Figur machen möchtest. Mit Mini-Portionen, wie es manche Diäten vorgeben, ist dein Stoffwechsel unterfordert und arbeitet mit gedrosseltem Tempo.

Hunger und Sattsein

Um deinen Stoffwechsel auf Touren zu bringen, empfehlen wir dir drei sättigende Mahlzeiten am Tag. Ein großer Anteil sollte aus Gemüse und Obst bestehen, dazu kommen ausgewogene Kohlenhydrate und Eiweiß und ein gemäßigter Fettanteil. Angesichts stabiler Einkommensverhältnisse wird dein Körper seine Sparpolitik lockern. Regelmäßige Mahlzeiten helfen dir zudem, Heißhungerattacken zu vermeiden. Riskier möglichst wenig Exzesse beim Fett und beim Zucker. Genieße das gute Gefühl, satt zu sein.

Du fragst dich gerade, was das ist? Mit vielen Diäterfahrungen verschwindet leider auch das Gefühl von Hunger und Sättigung. Beim Essen merkst du gar nicht, wann du satt bist. Erst »pappsatt« signalisiert dir: Das war zu viel!

Und durch ständiges Dauergrasen wissen wir auch nicht, wie es sich anfühlt, Hunger zu haben: Hier mal einen Apfel, da einen Schokoriegel, eine Brezel, einen Latte macchiato, einen Keks, ein Stück Schokolade, ein zweites – und schon ist die Packung leer.

Mit dem *Lebe-leichter*-Programm lernst du, die natürlichen Signale von Hunger und Sättigung wiederzuerlangen, und wirst mit Leichtigkeit dein Wunschgewicht erreichen.

Dein Wunschgewicht

Wir glauben nicht an ein Idealgewicht. Aber ganz sicher gibt es ein Gewicht, das genau zu dir passt. Nicht eine vorgeschriebene Norm, laut einer Tabelle, sondern ein Gewicht, das für dich persönlich richtig ist. Deshalb sprechen wir lieber von Wunschgewicht als vom Ideal- oder Normalgewicht.

Die Verbesserung deiner Gesundheit und deines Wohlbefindens sind die wichtigsten Gründe, um abzunehmen. Das gute Aussehen gibt es als Geschenk gratis dazu.

BMI

Um festzustellen, ob du wirklich zu viel wiegst, genügt meist der ehrliche Blick in den Spiegel. Allerdings ist das subjektive Empfinden um die eigene Figur manchmal etwas getrübt. So erleben wir, dass auch schlanke Frauen über ihre Figur jammern. Und begegnen Menschen mit gefährlichem Übergewicht, die keinerlei Veranlassung sehen, ihr Essverhalten zu ändern.

Der BMI ist eine von Medizinern international anerkannte Bewertungsmethode für das Körpergewicht. Er gilt als Richtlinie für ein Gewicht im gesunden Bereich. Mit seiner Hilfe kannst du z. B. auch feststellen, ob du unter-, normal- oder übergewichtig bist. Die BMI-Formel: Körpergewicht in kg geteilt durch Körpergröße im Quadrat.

$$\text{BMI} = \frac{\text{Körpergewicht (kg)}}{\text{Körpergröße (m)} \times \text{Körpergröße (m)}}$$

Der gesunde BMI hängt vom Alter ab.

Folgende Tabelle zeigt BMI-Werte für verschiedene Altersgruppen:

Alter	BMI
19–24 Jahre	19–24
25–34	20–25
35–44	21–26
45–54	22–27
55–64	23–28
> 64	24–29

Wenn du dich an die einfachen Regeln des *Lebe-leichter*-Programms hältst, nimmst du durchschnittlich 500 g in der Woche ab und wirst dich irgendwann bei einem gesunden BMI einpendeln und dieses Gewicht halten.

VERÄNDERN

Das *Lebe-leichter*-6x1

- 1. Genieße täglich drei Mahlzeiten nach deinem Geschmack, einen Teller voll.
- 2. Gönne deinem Magen zwischen den Mahlzeiten eine Pause.
- 3. Trinke täglich zwei bis drei Liter Wasser.
- 4. 2x in der Woche ist ein »Maxi« gestattet.
- 5. Beweg dich täglich eine halbe Stunde.
- 6. Nimm 1x pro Woche an einem *Lebe-Leichter*-Kurs teil.

Drei Mahlzeiten am Tag nach deinem Geschmack

In unseren *Lebe-leichter*-Kursen werden wir immer mal wieder nach Mengenangaben gefragt. Wir legen grundsätzlich keine Lebensmittel auf die Waage, das Programm soll ja einfach sein. Dennoch ist uns klar, dass auch du am liebsten eine genaue Vorgabe hättest!

Voilà: Hier einige Vorschläge, die dir ein Gefühl für ausreichende Portionsgrößen geben können. Die genannten Mengen entsprechen den Empfehlungen der Deutschen Gesellschaft für Ernährung. Wir wissen, dass viele Frauen weniger Fleisch und Wurst mögen und viele Männer den Teller etwas reichlicher füllen. Und das ist erlaubt. Es geht ohnehin nicht um feste Vorgaben, sondern um Ideen, wie die Zusammenstellung der Mahlzeiten aussehen könnte.

Integriere täglich ca. 200–300 g gegartes Gemüse und 100–200 g Rohkost/Salat in die drei Mahlzeiten und gerne nach Bedarf noch 200–250 g Obst. Gemüse darfst du nachnehmen, wenn du nach dem Teller noch nicht satt bist.

Für den Bedarf an tierischem Eiweiß empfiehlt die DGE, täglich 200–250 g fettarme Milch oder Milchprodukte und 2 Scheiben (50–60 g) Käse zu verzehren. Dazu kommen, entsprechend dem DGE-Ernährungskreis, im Laufe einer Woche ca. 300–600 g fettarmes Fleisch (zubereitet) oder fettarme Wurst, 1 Portion (80–150 g) fettarmer Seefisch (zubereitet), 1 Portion (70 g) fettreicher Seefisch (zubereitet) und bis zu 3 Eier.
Lebe leichter empfiehlt einen Mix aus tierischem und pflanzlichem Eiweiß (Kapitel 3).

Bei Getreideprodukten ziehen wir die Vollkornvarianten vor. Außerdem sorgen 2–3 Kartoffeln bei der Hauptmahlzeit für eine gute Sättigung.

Ein Teller voll beim Frühstück

Beim Frühstück und der Brotzeit bezieht sich die Maßeinheit »Teller« auf die übliche Größe eines Kaffeegedecks.
Das können zwei belegte Scheiben Brot (ca. 80–100 g) sein mit Belag nach Wahl, z. B. 10 g Butter und vielleicht eine Scheibe Käse und eine Scheibe Schinken.

Oder ein Brötchen mit Belag oder Aufstrich.

Es könnte eine Schüssel mit 40 g Cerealien mit Milch oder Joghurt, 1 TL Nüsse und einem Stück Obst sein.

Wir empfehlen, schon beim Frühstück eine Portion Obst oder Rohkost (z. B. Tomate, Gurke, Paprika) zu dir zu nehmen. Eine Portion ist, was in eine Hand passt.

Zusammen mit Kaffee, Tee oder Wasser ergibt dies eine vollständige Mahlzeit, ganz nach Geschmack und Appetit.

Ein Teller voll bei der Hauptmahlzeit des Tages

Eine warme Mahlzeit am Tag gibt das gute Gefühl, satt und zufrieden zu sein. Ob und wann du dir ein warmes Essen gönnst, liegt ganz bei dir. Wir empfehlen nur, auf Ausgewogenheit zu achten. Bei der Hauptmahlzeit des Tages bezieht sich die Maßeinheit »Teller« auf einen Essteller.

Eine warme Mahlzeit könnte aus 200 g Brokkoli oder Blumenkohl bestehen, zwei bis drei Kartoffeln, einem Stück Fisch oder Fleisch von ca. 100–150 g mit Soße und einem Salat.

Vielleicht hast du ja das Bedürfnis nach einem Nachtisch? Dann darfst du dir nach dem Essen noch dosiert ein »Mini« gönnen. Dazu später.

Ein Teller voll bei der Brotzeit am Mittag oder Abend

Bei der Brotzeit bezieht sich die Maßeinheit »Teller« auf die übliche Größe eines Kaffeegedecks. Eine Brotzeit – und natürlich muss es nicht immer Brot sein – könnte aus zwei Scheiben Vollkornbrot mit etwas Butter bestehen, je einer Scheibe Käse und Schinken und vielleicht einem Salat oder ein paar Gemüsesticks dazu.

Ein Teller ist (k)ein Teller

Männer haben grundsätzlich einen höheren Anteil an Muskelmasse und verbrennen somit auch mehr Kalorien. Bist du ein Mann, hältst du dich trotzdem an die Vorgabe des Tellers, aber du darfst dir deinen Teller etwas voller beladen. Allgemein gilt: Wenn dein Body-Mass-Index, kurz BMI, höher ist als 30, verbrennst du mehr Energie. Auch dann darfst du mehr essen.

Bei einem BMI bis 30 empfehlen wir dir drei Mahlzeiten mit je einem Teller. Bei einem BMI zwischen 30 und 40 empfehlen wir dir drei Mahlzeiten mit insgesamt vier Tellern. Bei einem BMI über 40 empfehlen wir dir drei Mahlzeiten mit insgesamt fünf Tellern.

Der Zusatzteller entspricht der Größe eines kleinen Tellers. Bei welcher Mahlzeit die Extrateller gegessen werden, ist frei wählbar. Achte aber auch hier immer auf das Drittel Gemüse oder Obst auf dem Teller.

Mini

Damit auch dein Süßhunger gestillt wird, darfst du dir einmal täglich ein Mini gönnen. Bei *Lebe leichter* rechnen wir normalerweise nicht mit Kalorien, aber bei einem Mini hilft es dir besser bei der Einschätzung. Ein Mini ist ein Nachtisch von ungefähr 100 g oder 100 kcal.

Ein Mini kann z. B. ein kleiner Naturjoghurt mit Obst sein, ein Pudding oder ein Obstsalat. Jeden Tag 100 g Mousse au Chocolat, Pannacotta oder Tiramisu wäre als Mini jedoch dauerhaft zu gehaltvoll. Deshalb der Tipp mit den 100 kcal. Auch ein Riegel Schokolade könnte so ein Mini sein, ein Schokokuss oder eine Kugel Eis.

Genieße das Mini direkt im Anschluss an eine deiner drei Mahlzeiten.

Was koche ich bloß?

Theoretisch brauchst du weder Kochbuch noch extra Rezepte, um mit *Lebe leichter* zu starten. Du kochst und isst ja das, was dir schmeckt. Und die Regeln sind leicht: Auf jedem Teller ein Drittel Obst/Gemüse/Salat und eine Ausgewogenheit zwischen Kohlenhydraten, Eiweiß und Fett.

Weitere Empfehlungen für einen bewussten Umgang mit den Lebensmitteln findest du in Kapitel 3: Lebe bewusst. Um dir ein paar Vorschläge an die Hand zu geben, haben wir ein paar unserer Mahlzeitenideen für dich aufbereitet. So kannst du gleich mal sehen, was bei uns so auf dem Teller landet. Und unsere Rezepte gerne ausprobieren. Am Ende des Buches findest du einige Rezepte für große und kleine Teller von uns. Stelle dir damit gerne deinen eigenen *Lebe leichter*-Tag zusammen. Und lass es dir schmecken!

Pause zwischen den Mahlzeiten

Mit dem *Lebe-leichter*-Programm wirst du feststellen, wie gut es dem Körper tut, zwischen den Mahlzeiten eine Esspause zu haben! Unter dem Stichwort »Wissenswertes über Insulin« erklären wir in Kapitel 3, weshalb wir dir empfehlen, nichts zwischendurch zu essen.

Wenn du das nicht gewöhnt bist und eher zu den Dauergrasern gehörst, dann wird das für dich gerade in der ersten Woche herausfordernd sein. Stell dich jedoch dieser Herausforderung. Spüre in dich hinein und nimm den Hunger als etwas völlig Normales wahr.

Hunger ist nicht bedrohlich, er signalisiert dir nur, dass es bald Zeit ist, wieder etwas zu essen. So wie Müdigkeit dir sagt, dass du bald schlafen gehen solltest. Hunger fühlt sich wie ein kleines Brennen in der Magengegend an. Lass dieses Gefühl ruhig einmal zu und wieder verstreichen. Trink ein Glas Wasser und spüre, wie der Hunger auch wieder geht.

Weißt du, was dann nämlich passiert? Wenn der Magen leer ist und du den Hunger nicht sofort mit der nächsten Mahlzeit oder einem Snack beantwortest, wird dein Körper auf seine Reserven in den Fettdepots zurückgreifen und den Inhalt der Fettzellen dem Blutkreislauf zuführen. Der Körper »holt sich einen Snack von den Hüften«.

Der Hunger hört auf. Du nimmst ab. Und die nächste Mahlzeit kommt bestimmt. Ein ganzer Teller voll mit dem, was dir schmeckt. Herrlich, oder?

Ruhe im Darm

Mit dem *Lebe-leichter*-Programm bringst du Ruhe in dein Essverhalten. Auch dein Darm wird dir das danken. Denn: »Unser Dünndarm liebt Sauberkeit. Er gehört zu diesen Gestalten, die nach einem großen Essen immer gleich die Küche aufräumen«, schreibt Giulia

Enders in ihrem Buch »Darm mit Charme«.

»Besucht man zwei Stunden nach der Verdauung den Dünndarm, ist hier alles blitzblank, und es riecht kaum nach irgendetwas. Eine Stunde nachdem der Dünndarm etwas verdaut hat, fängt er an, sich zu reinigen. Dieser Vorgang heißt im Lehrbuch ‚wandernder motorischer Komplex'. Dabei öffnet der Magenpförtner einmal kollegial die Tore und wischt seine Reste zum Dünndarm. Der wiederum übernimmt den Job und erzeugt eine kräftige Welle, die alles vor sich herschiebt.

Mit einer Kamera betrachtet, sieht das so unvermeidbar rührend aus, dass selbst trockene Naturwissenschaftler den Motorkomplex als kleinen Haushälter bezeichnen. Jeder hat seinen Haushälter schon einmal gehört: Es ist das Magenknurren, und das kommt nicht nur aus dem Magen, sondern vor allem aus dem Dünndarm.

Wir knurren nicht, weil wir Hunger haben, sondern weil nur zwischen dem Verdauen endlich mal Zeit fürs Putzen ist!« Das erklärt, warum unser Magen auch öfter mal knurrt, obwohl wir gegessen haben.

»Wenn Magen und Dünndarm leer sind, ist die Bahn frei, und der Haushälter kann loslegen … Hören muss man die Putzaktion nicht immer, mal ist sie laut und mal leise, je nachdem, wie viel Luft in Magen und Darm gelangt ist. Wenn man in dieser Zeit etwas isst, wird die Putzaktion sofort abgebrochen. Es soll schließlich in Ruhe verdaut – und nicht durchgefegt werden.«[1]

Denk doch da immer mal wieder dran, wenn du versucht bist, zwischen den Mahlzeiten etwas zu essen!

> Wer immer etwas nascht,
> lässt keine Zeit für Sauberkeit.
>
> GIULIA ENDERS

Kulanzregel

Eine Pause von vier bis sechs Stunden hat sich bewährt. Versuche, deinen Tagesrhythmus so zu gestalten, dass du diese Pausen gut einhalten kannst. Hin und wieder wird es Situationen geben, da sind die Pausen länger oder kürzer:

Wenn du z. B. am Wochenende länger schläfst, später frühstückst und dann die Pause zwischen Frühstück und Mittagessen mal nur drei Stunden dauert, macht das nichts. Es kann auch sein, dass es Tage gibt, an denen die Pause länger ist. Weil du unterwegs bist, weil es sich nicht anders lösen lässt. Hier gibt es eine *Lebe-leichter*-Kulanz-Regel: Wenn der Abstand bis zum Mittag- oder Abendessen mehr als sechs Stunden beträgt und du noch eine gewisse Zeit auf die nächste

Mahlzeit warten musst, dann darfst du eine Kleinigkeit essen.

Ein paar Gemüsesticks, etwas Hüttenkäse oder Buttermilch oder ein Naturjoghurt sind in diesem Fall eine gute Alternative, um den Hunger zu stillen und späterem Heißhunger vorzubeugen. Diese Lebensmittel lassen den Blutzuckerspiegel nur sehr moderat ansteigen. Du solltest die Kulanzregel aber nicht überstrapazieren. Sie ist ein Zugeständnis an die Personen, die mit sehr langen Abständen zwischen ihren Tagesmahlzeiten zurechtkommen müssen.

2–3 Liter Wasser

Dem Thema Trinken widmen wir in Lektion 6 ein ganzes Kapitel, daher erfährst du hier nur das Wichtigste für deinen Start. Wir empfehlen dir, viel Wasser zu trinken, mindestens zwei Liter am Tag. Wasser zwischen den Mahlzeiten hilft dir, das Hungergefühl unter Kontrolle zu haben.

Zu den Mahlzeiten sind auch andere Getränke möglich. Beachte aber, dass Limonaden und Säfte eine nicht zu unterschätzende Kalorienzahl beinhalten können. Es wäre schade, wenn du damit deine Abnahme verzögerst.

Früchte- oder Kräutertees sind zwischen den Mahlzeiten erlaubt, aber bitte ohne Zucker. Auch Kaffee kannst du natürlich trinken, schwarz oder mit einem kleinen Schuss Milch. Aber bitte keine Latte macchiatos, Milchkaffees oder Cappuccinos zwischendurch. Denn Milch wird verstoffwechselt, das heißt, dein Blutzuckerspiegel steigt dadurch an. Besser, du trinkst solche Kaffeespezialitäten direkt zu oder im Anschluss an eine Mahlzeit.

Zwei Maxis in der Woche

Hast du dich bis hierher mal gefragt, was du machst, wenn du zu Kaffee und Kuchen eingeladen bist? Oder abends im Kino mal Popcorn knabbern möchtest? Was ist mit einem Eisdielenbesuch? Und wie steht es mit Alkohol?

Lebe leichter soll ein Konzept sein, das du dein ganzes Leben lang umsetzen kannst. Daher brauchst du natürlich auch die sogenannten »Ausnahmen«. Ein Maxi steht für so eine Ausnahme von der Drei-Mahlzeiten-Regelung. Das könnte z. B. die Laugenstange sein, die du dir zwischendurch gegönnt hast, oder die Einladung zu Kaffee und Kuchen außerhalb der Mahlzeit. Es könnte aber auch der zweite Teller beim Mittagessen sein, weil es einfach so lecker war. Oder die zwei Gläser Wein am Samstagabend. Damit du in etwa einen Anhaltspunkt zur Größe eines Maxis bekommst, hier für dich eine Auswahl:

Maxi-Liste

Getränke-Maxis:

- 400 ml Wein/Sekt
- 500 ml Bier
- 500 ml Radler
- 500 ml süße Weinschorle
- 750 ml alkoholfreies Bier
- 600 ml Cola oder Limonade
- 250 ml Aperol® Spritz
- 300 ml Hugo
- 250 ml Lillet® Wild Berry

Süße Maxis:

- 1 Stück Kuchen
- 3 Kugeln Eis
- 70 g Schokolade
- 100 g Gummibärchen
- 1 Eis am Stiel mit Schokolade
- 1 Crêpe mit Zucker und Zimt oder Nutella®
- 4 Schokotrüffel

Deftige Maxis:

- 75 g Chips
- 100 g Salzstangen
- 50 g Nüsse
- 70 g Mikrowellen-Popcorn mit Salz oder Zucker
- 1 Laugenbrezel mit Butter
- ½ Pizza

Wie beim Mini bekommst du auch hier von uns eine Kalorienempfehlung: Du kannst für ein Maxi ungefähr zwischen 300 und 400 kcal rechnen. ABER: Bitte nicht alles immer abwiegen und die genaue Kalorienanzahl berechnen. Es soll ja leicht bleiben. Allerdings haben wir die Erfahrung gemacht, dass es unseren Teilnehmern hilft, eine grobe Richtung vorzugeben.

30 Minuten Bewegung täglich

Hier halten wir uns in diesem Kapitel nicht lange auf. Bewegung gehört zu einem leichten Lebensstil einfach dazu. Wir empfehlen dir jeden Tag 30 Minuten oder alle zwei Tage eine Stunde. Mehr dazu findest du in Kapitel 4: Lebe bewegt.

Der *Lebe-leichter*-Kurs

Aus unserer langjährigen Erfahrung wissen wir: Menschen, die in einer Gruppe gemeinsam abnehmen, sind wesentlich erfolgreicher als solche, die es alleine versuchen. Eine Bekannte von uns hat in ihrem Zimmer ein Poster hängen, auf dem steht: »Ab morgen nehm ich ab.« Jeden Morgen, wenn sie aufsteht, schaut sie es an und denkt: »Na, dann hab ich ja noch einen Tag Zeit!«

In einem *Lebe-leichter*-Kurs kannst du dich wöchentlich mit anderen Teilnehmern austauschen, erhältst Motivation und Infos von einem *Lebe-leichter*-Coach und wirst einmal wöchentlich diskret gewogen. *Lebe-leichter*-Kurse in deiner Nähe findest du auf unserer Website: www.lebe-leichter.com. Falls es keinen Kurs in deiner Nähe gibt, kannst du gerne auch das Onlinecoaching buchen.

Und wer weiß: Wenn du am Ziel bist und deinen Erfolg mit anderen teilen möchtest, lässt du dich womöglich selbst zum *Lebe-leichter*-Coach ausbilden. Wir freuen uns auf dich!

VERTIEFEN

Es geht los

Du hast dir die Regeln von *Lebe leichter* verinnerlicht? Eigentlich leicht, oder? Jetzt geht es darum, das Programm umzusetzen. Du kannst sofort loslegen. Theoretisch brauchst du dein Vorhaben, abzunehmen, niemandem zu erzählen. Da du alles essen kannst, merkt das ohnehin keiner.

Als Single bereitest du deine Mahlzeiten ja sowieso für dich alleine zu. Und wenn du Gäste bekommst, dann isst du genauso mit – einen Teller voll mit dem, was dir schmeckt. In der Familie ist es nicht nötig, anders zu kochen. Vielleicht ist plötzlich etwas mehr Obst in der Obstschale und etwas mehr Salat und Gemüse bei den Mahlzeiten. Aber ansonsten muss sich für deine Familie nichts ändern.

Vielleicht möchtest du es aber doch ankündigen und zündest damit auch bei anderen ein Feuer an. Gemeinsam macht es einfach noch ein bisschen mehr Spaß!

Du bist keine Biotonne

Wenn dein Teller leer ist, ist er leer. Was aber, wenn noch ein Rest übrig ist vom leckeren Essen? Das bisschen Salat, die eine Kartoffel, das Stückchen Fleisch, der Löffel Soße … Die Versuchung, als eine Art Biotonne zu fungieren, kann für denjenigen, der nach dem Essen in der Küche aufräumt, sehr groß sein. Ist doch schade um das gute Essen! Ist aber auch schade um deine gute Figur.

Fang gleich an mit der Umerziehung: Nein, du bist keine Biotonne. Räum den Tisch ab, wenn die Mahlzeit zu Ende ist, und entscheide schnell: Was wiederverwertet werden kann oder soll, wird gut verpackt und kommt in den Kühlschrank oder das Gefrierfach. Reste, bei denen sich das Aufbewahren nicht lohnt, landen sofort im Mülleimer.

Die unauffälligen Rückfälle

Wenn du mit dem *Lebe-leichter*-Programm startest, wirst du gerade am Anfang vielleicht hin und wieder doch versehentlich etwas in den Mund stecken. Manchmal merken wir das gar nicht.

Gerade beim Zubereiten von Mahlzeiten passiert es schnell: Da ist das Stück Kohlrabi beim Aufschneiden völlig unbemerkt in deinem Mund gelandet. Und jetzt, wo du es schon zwischen den Zähnen hast, na, da kannst du gleich noch ein weiteres Stück essen. Nein, von einem Stück Kohlrabi nimmst du sicherlich nicht zu. Wegen zu viel Kohlrabi hältst du auch nicht dieses Buch in den Händen.

Aber wegen der Gewohnheit, zwischendurch zu essen! Jetzt ist es noch Kohlrabi, aber eine Weile später dann doch wieder eine Scheibe Käse. Lass es einfach, du brauchst keinen Vortisch. Genieße deine Mahlzeit am Tisch und dann gerne noch einen dosierten Nachtisch. »Aber ich muss doch das Essen abschmecken«, denkst du gerade? Kannst du auch. Einfach einen Teelöffel ins Essen tauchen und probieren. Es muss kein ganzer Löffel voll sein.

Eigentlich ganz leicht, du musst es nur umsetzen. Und mit der Zeit, da denkst du gar nicht mehr daran, dass du zwischendurch etwas essen wolltest.

Sei klug

Wenn du bisher oft im Fast-Food-Restaurant gegessen hast oder vorzugsweise Pommes mit Schnitzel, Wurstsalat mit Bratkartoffeln, Fleischkäse mit Käsespätzle auf deinem Teller lag, wirst du im Laufe des *Lebe-leichter*-Kurses feststellen, dass das nicht unbedingt Lebensmittel sind, die deine Abnahme begünstigen. Zudem enthalten sie sehr viele gesättigte Fettsäuren. Mit *Lebe leichter* möchten wir dir zu einer ausgewogenen, gesunden Lebensweise verhelfen, ohne in ein Extrem zu verfallen. Du entscheidest, was auf deinem Teller liegt.

Mit der Zeit wirst du ein Gespür dafür bekommen, welche Lebensmittel dir guttun und welche nicht. Mit deinem Körper möchtest du alt werden, er hat beste Pflege verdient, auch bei der Auswahl deiner Lebensmittel. So werden sich kluge Entscheidungen langfristig auf dein Wohlbefinden auswirken. Und das fühlt sich einfach gut an.

Nichts schmeckt so gut, wie es sich anfühlt, schlank zu sein.

WOCHENZIEL

Halte die Drei-Mahlzeiten-Regel konsequent ein und erkenne die natürlichen Signale von Hunger und Sättigung.

FRAGEN ZUM WEITERDENKEN

Wie fühlt es sich für dich an, nach einem Teller aufzuhören?

Welche Erfahrung machst du bei der Esspause?

Du darfst essen,

was du willst,

aber plane,

wann und wie viel.

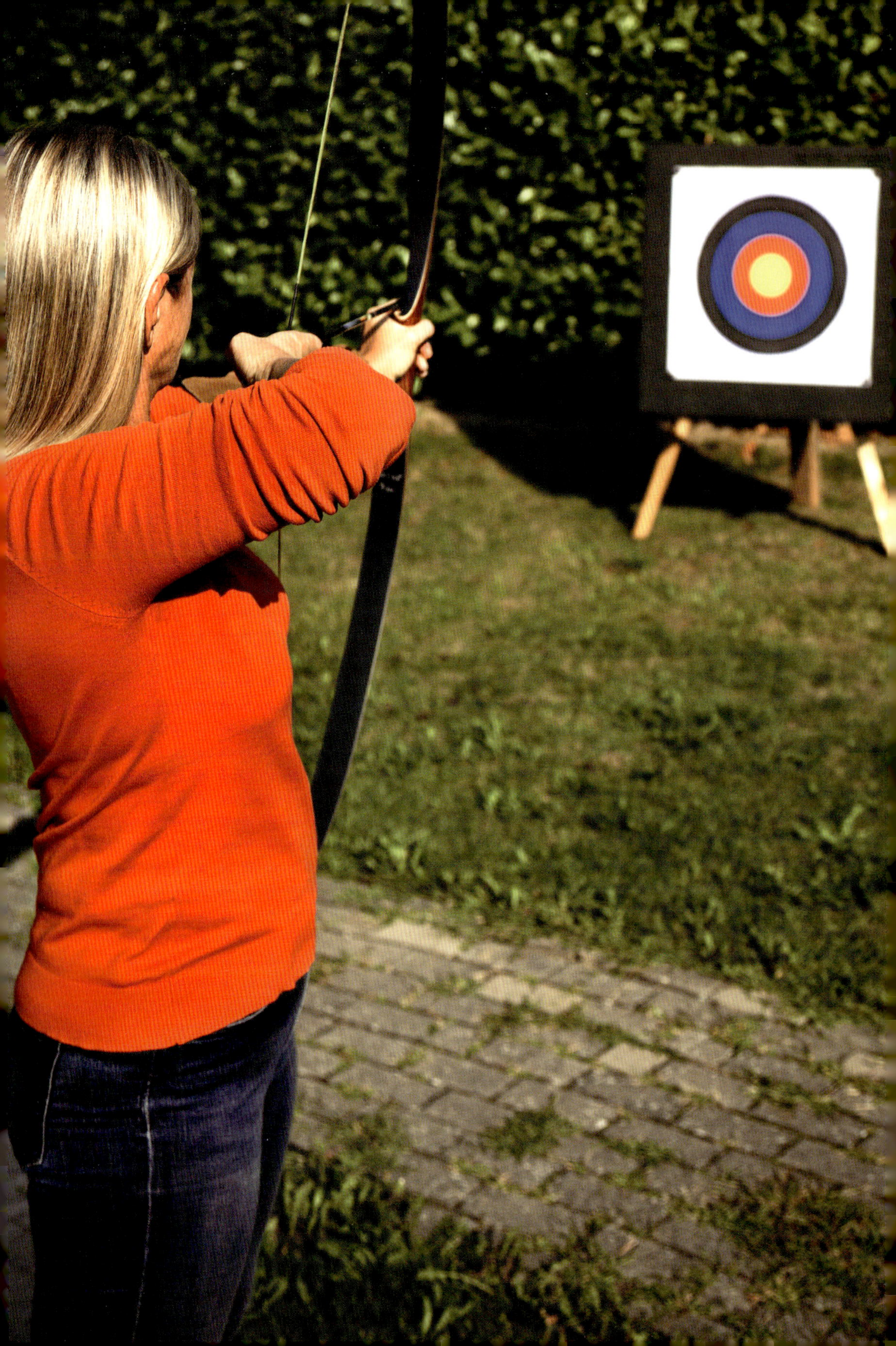

2 LEBE MIT VISION

Träumen ist gut.
Ein Ziel setzen und es verfolgen, ist besser.
Ziele sind Träume mit einem Termin.

VERSTEHEN

Weißt du, wie es sich anfühlt, schlank zu sein? Kannst du dir vorstellen, dein Essverhalten irgendwann nicht mehr kontrollieren zu müssen und trotzdem schlank zu bleiben? Viele können das schon gar nicht mehr glauben, so viele negative Erfahrungen haben sie mit dem Kreislauf von Diäten, Abnehmen und Zunehmen gemacht.

Damit sich dein Traum vom Wunschgewicht erfüllt, musst du eine Vision entwickeln und einen Plan haben. Eine Vision – ist das nicht nur was für Spinner? Der Begriff »Vision« kommt von videre, das heißt übersetzt: sehen. In Wikipedia wird Vision als eine »richtungsweisende, erneuernde Zukunftsvorstellung« beschrieben.

Der Traum vom Wunschgewicht

Male dir doch einmal ganz bewusst aus, wie du gerne sein würdest. Stell dir vor, du hättest dein Wunschgewicht erreicht. Wie siehst du aus? Welche Kleidung trägst du? Wie fühlst du dich? Diese Vorstellung fühlt sich gut an, nicht wahr?

Wenn du deine Fantasie einsetzt, beeinflusst das deine rechte Gehirnhälfte, die für Kreativität, neue Ideen und Lösungen zuständig ist. Gleichzeitig nimmt deine linke Gehirnhälfte, die organisiert und analytisch arbeitet, diese Impulse auf und unterstützt dich durch kluges Einkaufsverhalten und Rezept- und Bewegungsideen.

If you can dream it, you can do it.

Deshalb: Vom Wunschgewicht träumen, ist schon mal ein guter Anfang.

Dazu kommt nun die Tatsache, dass du dieses Buch liest. Das zeigt, dass du auch aktiv etwas verändern möchtest. Du übernimmst die Verantwortung für deinen Körper und deine Gesundheit und kommst so vom Träumen zum Handeln.

Schriftliche Ziele haben Kraft

Studien haben ergeben, dass Menschen mit konkreten, schriftlichen Zielen wesentlich erfolgreicher sind als andere. Dein Ziel könnte sein: Jede Woche 500 g weniger wiegen. Oder 700 g. Oder 200 g. Je nach Ausgangsgewicht.

Was zählt, sind die kleinen, realistischen Schritte. Das Unterteilen in Etappenziele. Und das Dranbleiben.

Das konkrete, schriftliche Ziel kann aber auch ein Kleidungsstück sein, das wieder passen soll, der verminderte Bauchumfang oder eine bessere Kondition im Alltag oder beim Sport.

Teilnehmerfeedback von Evi, zwei Monate nach Beendigung des *Lebe-leichter*-Kurses

Am zweiten Kursabend sollten wir unser Wunschziel auf einen Zettel schreiben und diesen Zettel in ein Kuvert stecken. Ich habe mir so gewünscht, im Sommer einen Bikini tragen zu können, und es kaum zu hoffen gewagt. Inzwischen habe ich mein Wunschgewicht von 68 kg erreicht. Insgesamt habe ich seit Beginn des Kurses 17 Kilo abgenommen. Ich bin einfach megaglücklich. Und stell dir vor, im Sommer habe ich am Strand einen Bikini getragen und ich sehe darin wirklich richtig gut aus!

Verhaltensziele

Noch wichtiger, als in kurzer Zeit eine bestimmte Kilozahl zu erreichen, ist es, langfristig schlechte Gewohnheiten durch gute zu ersetzen. Nach einem Teller aufhören. Nichts, wirklich auch gar nichts zwischen den Mahlzeiten essen. Viel trinken! Jeden Morgen ein Glas warmes Wasser auf nüchternen Magen trinken. Wenig Alkohol oder nur am Wochenende. Nur sonntags ein Stück Kuchen statt an jedem Tag. Nur einen Mini-Nachtisch. Nichts Süßes vom Einkaufen mitbringen. Jeden Tag eine halbe Stunde Sport.

Je mehr gute Gewohnheiten du hast, desto schwächer werden die schlechten, und umso leichter wirst du schlank. Sind dir diese Veränderungen erst mal in Fleisch und Blut übergegangen, wirken sie sich täglich positiv auf deine Gesundheit und dein Gewicht aus. Mehr zu diesem Thema findest du in Kapitel 7.

Träume bleiben im Kopf, Ziele werden Wirklichkeit.

Bewegungsziele

Je leichter du wirst, desto mehr wächst deine Lust, dich zu bewegen. Und je mehr du dich bewegst, desto leichter bleibst du schlank. Finde Bewegungsmöglichkeiten, um deine Gesundheit und Leistungsfähigkeit zu erhalten oder zurückzugewinnen.

Es ist besser, mit kleinen, regelmäßigen Einheiten zu beginnen, als deinen Körper mit einem Mammutprogramm zu überfordern, das du gar nicht durchhalten kannst. Steigere dich und setz dir zum Ziel, dich mindestens dreimal in der Woche für eine halbe Stunde bis Stunde zu bewegen. Täglich eine halbe Stunde wäre natürlich perfekt. Grundsätzlich geht es darum, dein bisheriges Fitnesslevel zu erhöhen.

Manche Ziele sind Entscheidungen.

Gesundheitsziele

Für viele Menschen steht beim Abnehmen die Verbesserung der Gesundheit im Vordergrund. Mit sinkendem Gewicht verbessern sich alle Gesundheitsparameter:

- Der Blutdruck sinkt.
- Der Cholesterinspiegel sinkt.
- Blutzuckerspiegel und Langzeitzuckerwert verbessern sich.
- Das Hautbild verbessert sich.
- Bandscheiben, Knochen und Bänder werden entlastet.
- Durch die tägliche halbe Stunde Bewegung verbessert sich die Kondition.
- Weniger Gewicht bedeutet weniger Schnaufen beim Laufen.
- Durch mehr Obst und Gemüse fühlt man sich wacher und fitter.
- Das viele Trinken wirkt wie ein Frischekick auf den Körper.

Erfahrungsbericht von *Lebeleichter*-Coach Irene Armbruster

Für die geplante Alpenwanderung mit dem Schwarzwaldverein brauchte ich eine gute Kondition. Ich wollte nicht mit hochrotem Kopf und Schnappatmung den Berg hinaufwandern. Deshalb setzte ich mir 2013 das Ziel, in 20 Wochen 10 Kilo abzunehmen. Meine überflüssigen Pfunde mussten unbedingt runter. 500 g in der Woche, das war realistisch für mich. Und ich habe mein Ziel erreicht. Was für ein Gefühl, in guter Kondition und ohne Mühe mit wandern zu können! Diese Erfahrung gab mir die Kraft und Zuversicht, meine restlichen Kilos auch noch loszuwerden. In meinen Kursen ist »Lebe mit Vision« mein Lieblingsthema.

Kiloziele

Die meisten Menschen beurteilen ihren Erfolg an der sinkenden Zahl auf der Waage. Die gesunde Durchschnittsabnahme für eine Woche liegt bei einem Pfund, also 500 g. Für die Dauer des 12-wöchigen *Lebe-leichter*-Kurses bedeutet das realistische 5–7 Kilo weniger. Das deckt sich mit unseren Erfahrungen.

»5–7 Kilo in 11 Wochen? Genial!«, finden die Einsteiger unserer *Lebe-leichter*-Kurse. Nach ein paar Wochen gehen die Meinungen aber auseinander: Manche sind hochzufrieden, anderen geht es viel zu langsam.

Das Abnahmeergebnis der ersten zwei Wochen sieht aufgrund des schwankenden Wasser- und Elektrolythaushalts oft höher aus, als es ist. Hältst du dich an das Konzept, kannst du aber durchaus mit einem ehrlichen Pfund bis zu einem Kilo pro Woche rechnen. Um ein Pfund Fett abzubauen, benötigt der Körper übrigens ein Kaloriendefizit von ca. 3500 kcal. Die ersten vier Abnahme-Wochen sind besonders wichtig, weil ein sichtbarer Erfolg auf der Waage motiviert. Du merkst, dass die Abnahme anspringt und das Konzept funktioniert.

> Besser auf neuen Wegen etwas stolpern, als in alten Pfaden auf der Stelle zu treten.
>
> CHINESISCHES SPRICHWORT

Zwei Freundinnen hatten gleichzeitig mit *Lebe leichter* angefangen und zogen nach drei Wochen unterschiedlich Resümee. Die eine meinte: »Ach, ich bin so enttäuscht. Erst 3 Kilo weniger. Und dabei hab ich mich so angestrengt.«

Ihre Freundin dagegen war restlos begeistert: »3,5 Kilo in drei Wochen! Ich hätte nie gedacht, dass ich das schaffe. Dabei habe ich mehr als die beiden Maxis in der Woche verbraucht und das Drittel Gemüse und das Mehr-Trinken hab ich auch oft vergessen.«

Etappenziele

Setz dir ein 12-Wochen-Abnahme-Ziel und unterteile es in Etappenziele.
Am Anfang purzeln die Pfunde schneller, aber es geht um den Gesamtdurchschnitt: Dein Körper ist keine Maschine, mal ist es mehr, mal weniger. Bleib einfach dran. Die Durchschnittsabnahme in unseren Kursen liegt zwischen 5–7 Kilo, aber es gibt auch viele Teilnehmer, die 10 Kilo und mehr abnehmen.
Was ist realistisch für dich?

Wenn du jede Woche 400 g abnimmst, wiegst du am Ende des Kurses 4,4 Kilo weniger.

Wenn du jede Woche 500 g abnimmst, wiegst du am Ende des Kurses 5,5 Kilo weniger und nach einem Jahr 26 Kilo weniger.

Teil das Gewicht, das du abnehmen möchtest, durch 4 und nimm in

4 Etappen ab. Feier nach der Hälfte (d)ein Bergfest!

Eine kleinere Kleidergröße, ein Gürtelloch enger, 1 cm Bauchumfang weniger – all das sind Etappenziele, für die du dich belohnen kannst.

Probier von Zeit zu Zeit in deinem Lieblingsbekleidungsgeschäft immer enger werdende Kleidung.

Miss deinen Erfolg. Nicht nur die Waage zeigt deine Abnahme, auch ein Maßband führt dir deinen Erfolg vor Augen.

Ein Ziel erinnert dich: »Ist dieser Zwischensnack es wirklich wert, in dieser Woche nicht abzunehmen?«

TIPP

Wenn du *Lebe leichter* für dich allein machst, notier dein Startgewicht und leg einen wöchentlichen Wiegetag fest. Für die Wiegetage der nächsten Wochen kannst du schon im Voraus die Etappenziele einer wöchentlichen Abnahme von 500 g eintragen.
Bist du deinem Ziel voraus, gibt dir das einen richtigen Motivationskick. Hinkst du hinterher, weißt du, dass du etwas genauer sein musst.

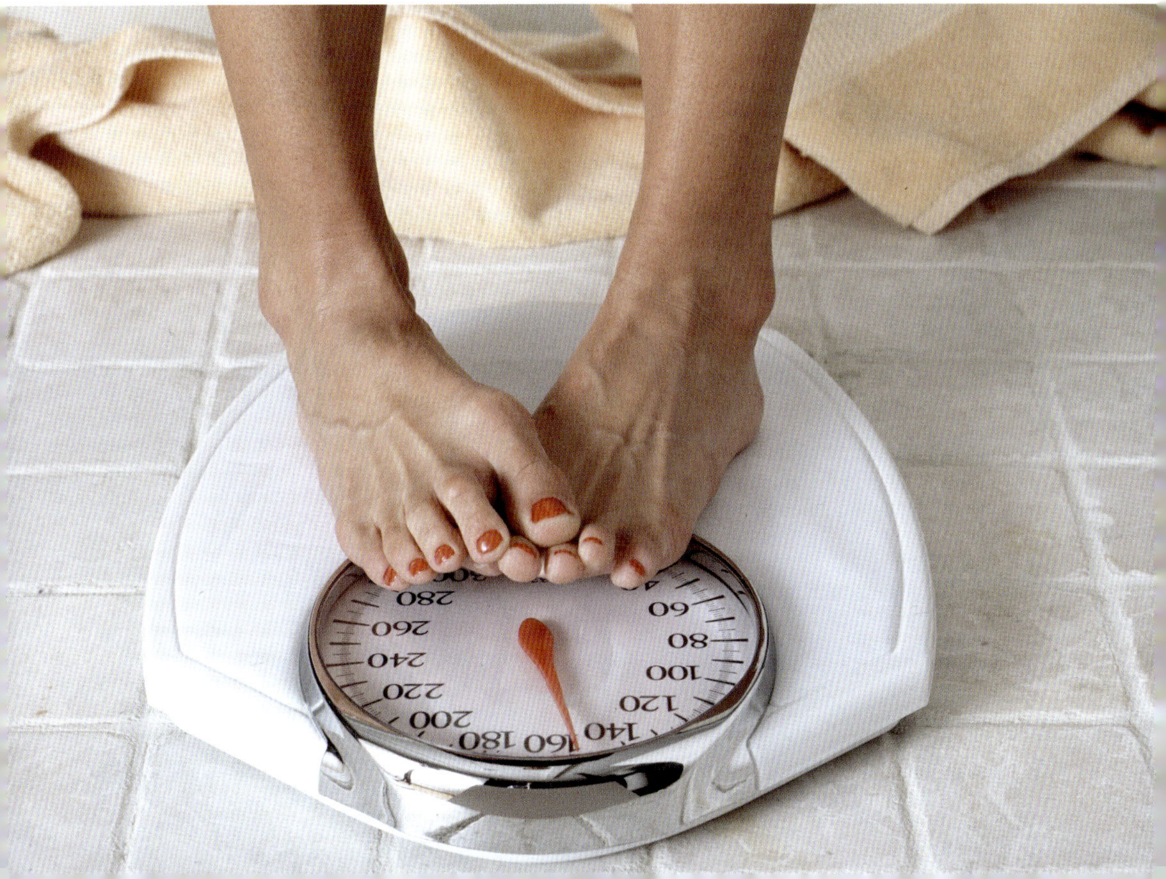

Ist es mir das wert, dafür heute nicht abzunehmen?
von *Lebe-leichter*-Coach Bettina Lügger

Diese Frage ist eine gute Hilfe, wenn ich mir überlege, ob ich heute ein Maxi essen möchte. Im Durchschnitt nimmt man bei *Lebe leichter* 500 g an 7 Tagen ab. Ich könnte also theoretisch sagen, dass ich an den beiden Tagen, an denen ich mir ein Maxi erlaube, nicht abnehme.

Gestern kamen so manche Versuchungen an mich heran: Beim Einkaufen hatte ich eine Schokolade mit karamellisierten Erdnüssen entdeckt.

»Soll ich sie kaufen? Wenn ich sie kaufe, werde ich sie auch essen. Wenn es dumm läuft, macht sie mir diese Woche den Erfolg kaputt.« Wie in einem schlechten Film stehe ich vor dem Regal, nehme sie, lege sie wieder weg und kaufe sie schließlich doch.

Beim Autobeladen habe ich sie wieder in den Händen. »Heute könnte ich mal eine Ausnahme machen und einfach das erste Stück gleich im Auto probieren.« Ich räume die Schokolade nicht in die Einkaufstasche, sondern in die Jackentasche.

Nachdem ich den Einkaufswagen zurückgebracht habe, ist mein Kopf wieder klar. »So ein Blödsinn! Ich werde doch jetzt nicht für ein Stück Schokolade meine Abnehmzeit unterbrechen!«

Ich stecke die Schokolade in meine Handtasche und lege sie auf den Beifahrersitz. Jetzt muss ich meine Tochter vom Schwimmen und dann meinen Sohn vom Kickboxen abholen. Wir warten auf dem Parkplatz. Mir ist langweilig und mein Blick wandert auf den Beifahrersitz. Statt der Schokolade hole ich mein Handy heraus und schreibe eine Nachricht.

»Wann soll ich eigentlich Abend essen?«, fällt mir plötzlich ein. Wenn ich zu Hause bin und das Auto ausgeladen ist, habe ich nur kurz Zeit, mich umzuziehen, dann gebe ich meinen VHS-Zumba-Kurs. Nach dem Sport will ich nichts mehr essen, weil die Fettverbrennung dann auf vollen Touren läuft.

Also überbrücke ich die Wartezeit beim Kickboxen mit einem Abstecher in den Biomarkt. Dort kaufe ich eine frische Dinkel-Vollkorn-Quiche. Ich habe Zeit, sie in Ruhe zu essen, und gönne mir anschließend ein Probierstück von der Schokolade. Der Kinderschar im Auto schmeckt sie zum Glück viel besser als mir.

Nach dem Sport schweifen meine Gedanken nur noch einmal kurz zu ihr in den Süßigkeitenschrank. »Nein, die lohnt sich wirklich nicht!« Ich koche mir einen Tee und kann diesen Tag zufrieden beenden. Am nächsten Morgen sind es 100 g weniger auf der Waage.

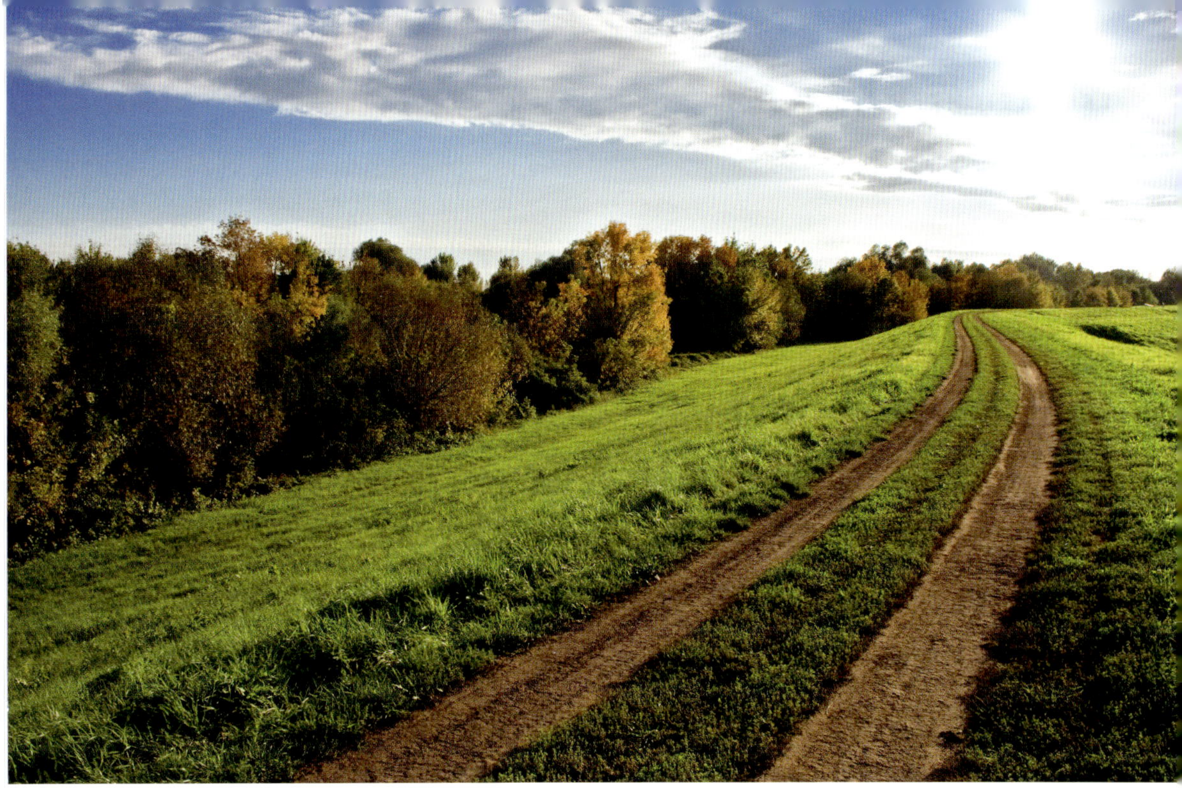

VERÄNDERN

Wie bereitest du dich vor, wenn du in den Urlaub fährst? Steigst du ins Auto und fährst einfach los? Sicher nicht. Du überlegst dir zuerst, wohin die Reise gehen soll und wie du dorthin kommst.

Ist der Weg weit, kalkulierst du, ob Übernachtungen gebucht werden müssen, planst Pausen ein und nimmst genügend Proviant mit. Und wenn du in einen Stau gerätst, bleibst du cool und brichst die Reise nicht ab. Du weißt: Bald bist du am Ziel und kannst deinen Urlaub genießen. Wenn du etwas besonders Schönes erleben möchtest, nimmst du Anstrengungen in Kauf, um unvergessliche Momente zu genießen.

Auch beim Abnehmen gibt es Zeiten, wo du das Gefühl hast, dass es nur sehr langsam vorangeht. Dann heißt es dranbleiben und das Ziel nicht aus den Augen verlieren. Führ dir vor Augen, was du schon geschafft hast. Und stell dir vor, wie gut es sich anfühlen wird, wenn du dein Wunschgewicht erreicht hast!

Ein Ziel, dass nicht gesetzt wurde, kann nicht erreicht werden.

Positive Ziele

Wie redest du über dich, deine Umstände und dein Wunschgewicht. Positiv oder negativ?

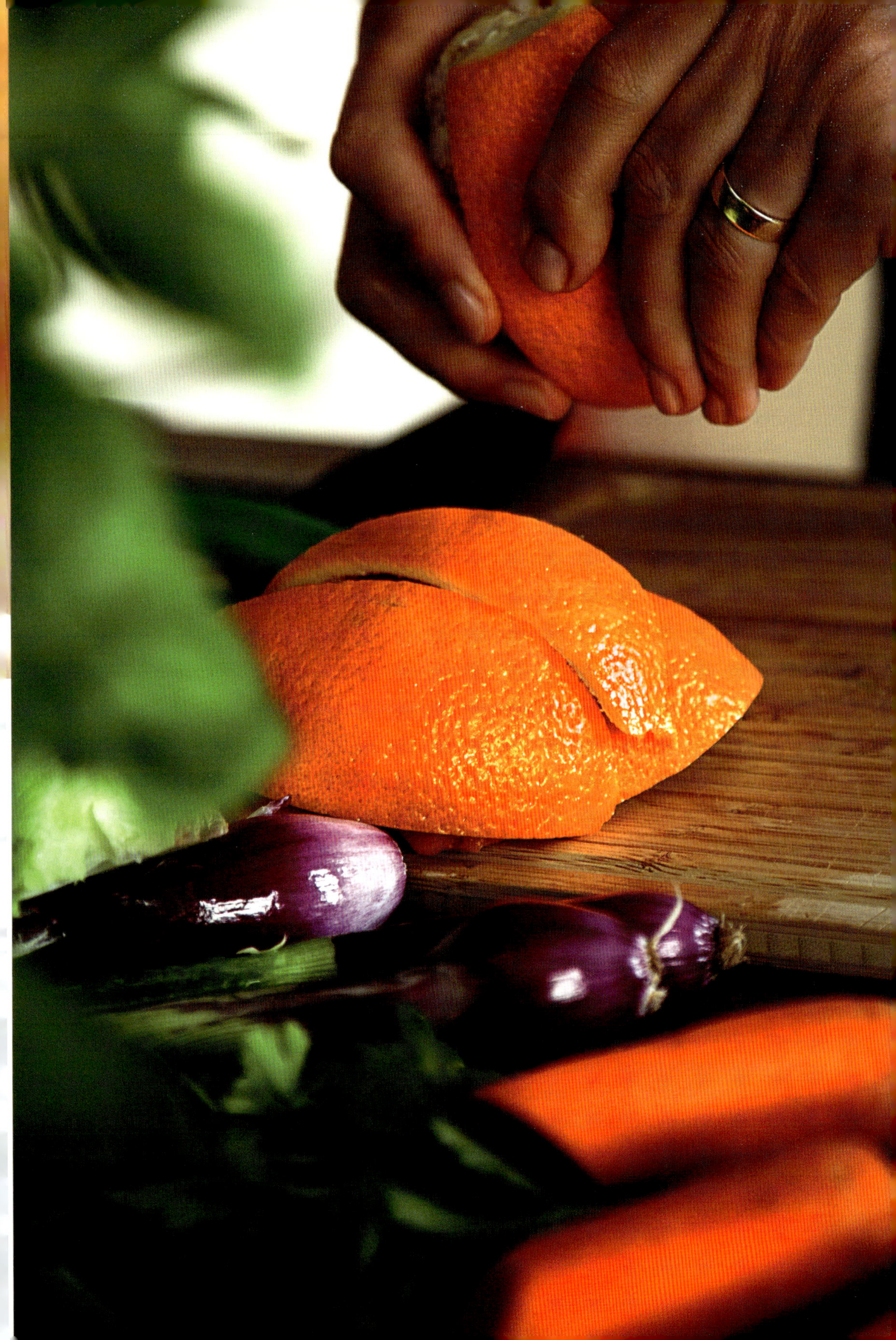

3 LEBE BEWUSST

> Es ist nicht genug, zu wissen,
> man muss es auch anwenden;
> es ist nicht genug, zu wollen,
> man muss es auch tun.
>
> JOHANN WOLFGANG VON GOETHE

VERSTEHEN

»Welches Wissen hat dir beim Abnehmen schon geholfen? Diese Frage stellen wir in unseren *Lebe-leichter*-Kursen oft. Und stellen fest: An theoretischem Wissen mangelt es nicht.

Deshalb konzentrieren wir uns bei *Lebe leichter* vor allem auf die Umstellung des Essverhaltens. Und geben Anstöße, damit du neue Gewohnheiten einüben kannst. Dieses Buch ist also eher ein Motivations- als ein Fachbuch. Trotzdem haben wir dir in diesem Kapitel einiges an nützlichem Wissen aufbereitet.

Die Ernährungsgrundlagen von *Lebe leichter*

Bei *Lebe leichter* gibt es keine Verbote: Du darfst essen, was du willst und was dir schmeckt – aber nicht, wann du willst, und auch nicht, so viel du willst. Drei Mahlzeiten mit je einem Teller, wie wir es in Kapitel 1 bereits ausführlich beschrieben haben.

Wir empfehlen dir abwechslungsreiche Mahlzeiten mit Mikro- und Makro-Nährstoffen. Mikro-Nährstoffe sind Vitamine, Mineralstoffe, Spurenelemente und sekundäre Pflanzenstoffe. Makro-Nährstoffe ist der Sammelbegriff für Fette, Proteine (Eiweiß) und Kohlenhydrate. Sie sind wesentliche Bestandteile unserer Ernährung und wichtige Energielieferanten.

Lebensmittel liefern ja nicht nur Kalorien, sondern sie »programmieren« auch unsere Gesundheit. Beispielsweise enthalten 500 Kalorien aus dunklem Blattgemüse, Zwiebeln oder Beerenobst jede Menge unterschiedlicher Antioxidantien und entzündungshemmender Wirkstoffe. Die gleiche Kalorienanzahl in Form von Schokolade besteht dagegen vorwiegend aus Zucker und Fett.

Schließ keine Nährstoffe oder Lebensmittel auf Dauer aus deiner Ernährung aus, außer natürlich bei diagnostizierten Erkrankungen wie Zöliakie oder Ähnlichem. So bleibt u. a. gewährleistet, dass deine Darmflora alle nützlichen Bakterien besitzt, die sie braucht, um die Nahrung aufzuspalten.

Mahlzeiten, die Eiweiß, Kohlenhydrate, ein Drittel Gemüse oder Obst und mindestens einen Teelöffel Fett enthalten, sind perfekt. Auch wenn das vielleicht nicht bei jeder Mahlzeit klappt, ist es ein gutes Ziel.

Wissenswertes über Kohlenhydrate

Kohlenhydrate liefern schnelle Energie. Sie sind echte Fit- und Sattmacher.
Je höher der Anteil an Kohlenhydraten und Ballaststoffen, desto sättigender ist die Mahlzeit. Deck deinen Kohlenhydratbedarf mit ballaststoffreichen Vollkornprodukten und Kartoffeln. Der Gehalt von Mineralstoffen und Spurenelementen ist bei Vollkornprodukten höher als bei Weißmehlprodukten.

Jeden Tag brauchen wir ca. 1,5 Kilogramm feste Nahrung, sonst fühlen wir uns nicht wohl und haben Hunger. Für die Sättigung sind zwei Signale verantwortlich: genügend Kohlenhydrate und eine ausreichende Dehnung des Magens. Bleibt ein Signal aus, meldet sich schon bald wieder der Hunger.

Obst und Gemüse bestehen zu 90 Prozent aus Wasser. Wenn wir viel Gemüse und maßvoll Obst in unsere Mahlzeit integrieren, können wir den Kaloriengehalt erheblich verringern und fühlen uns trotzdem satt. Durch den hohen Wasseranteil erhöht sich das Volumen und Gewicht der Mahlzeit, während der Kaloriengehalt niedrig bleibt.

Wissenswertes über Ballaststoffe

Unverdauliche Kohlenhydrate nehmen als Ballaststoffe eine wichtige Stellung in unserer Ernährung ein. Es sind pflanzliche Nahrungsbestandteile, die vom Verdauungssystem nicht oder kaum verwertet werden können. Eine ballaststoffreiche Ernährung führt dazu, dass der Magen langsamer leer wird und du länger satt bleibst.

Außerdem steigt der Blutzuckerspiegel nicht so stark an und sinkt anschließend langsamer, der Verdauungsbrei passiert den Darm schneller und toxische Substanzen werden schneller ausgeschieden. Damit die Ballaststoffe ihre Wirkung entfalten, solltest du genügend trinken.

Wenn dein Darm auf den höheren Ballaststoffanteil gereizt reagiert, dann gewöhne ihn langsam an neue oder ungewohnte Lebensmittel. Aber natürlich: Verträglichkeit geht immer vor.

Ein besonders wertvolles, ballaststoffreiches und gleichzeitig preiswertes Lebensmittel sind Haferflocken. Sie machen schön satt und der Inhaltsstoff Beta-Glucan senkt den Cholesterinspiegel und schützt die Darmschleimhaut.

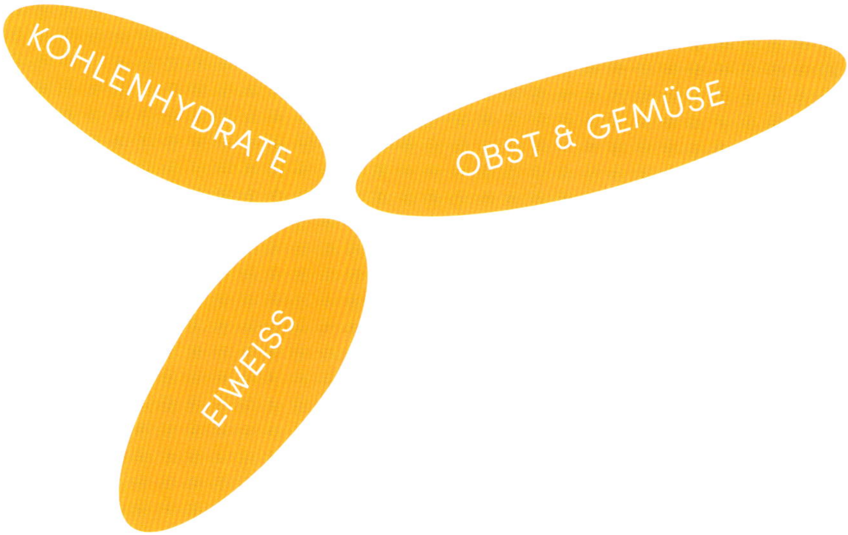

Wissenswertes über Eiweiß (Proteine)

Eiweiß ist für den Körper lebensnotwendig. Aus Eiweiß gewinnt der Körper wichtige Enzyme und Strukturproteine. Bau tierisches Eiweiß maßvoll in deinen Speisezettel ein. Seefisch ist durch seinen hohen Gehalt an Omega-3-Fettsäuren zu empfehlen. Mageres Geflügel ist ebenfalls empfehlenswert. Gönn dir auch Milchprodukte wie Joghurt, Käse oder Quark in Maßen. Achte dabei auf den unterschiedlich hohen Fettgehalt der Produkte.

Besonders gut für deinen Körper ist es, wenn du tierische und pflanzliche Eiweißquellen kombinierst. Bei dem Klassiker Kartoffeln, Spinat und Ei beispielsweise ist der Eiweißmix aus dem pflanzlichen Kartoffeleiweiß und dem tierischen Eiereiweiß optimal verwertbar. Ein weiteres einfaches Gericht wären Kartoffeln mit Kräuterquark und Salat. Hülsenfrüchte sind ebenfalls eine gute pflanzliche Eiweißquelle. Untersuchungen deuten darauf hin, dass eiweißreiche Milchprodukte, z. B. fettarme Milch, Joghurt oder Quark, durch ihren hohen Kalziumgehalt die Abnahme beschleunigen. Erfahrungen in unseren *Lebe-leichter*-Kursen belegen ebenfalls gute Erfolge, wenn das Abendessen an ein bis zwei Tagen in der Woche aus einer eiweißreichen, kohlenhydratarmen Mahlzeit besteht.

Wissenswertes über Fett

Fett hat mehr Kalorien als Kohlenhydrate und ist ebenfalls unverzichtbar für unsere Gesundheit. Lebenswichtige Fettsäuren müssen mit der Nahrung aufgenommen werden. Außerdem gibt es Vitamine, die nur durch Nahrungsfett aufgeschlossen werden können.

Achte auf eine Mindestmenge von einem Teelöffel Fett pro Mahlzeit. Das kann die Butter auf dem Brot sein oder das Öl im Salat oder zum Anbraten.

Zu fettes Essen und Lebensmittel, die viele gehärtete Fette enthalten, führen aber zu Übergewicht bzw. verlangsamen die Abnahme und verstärken das Risiko für Herz-Kreislauf-Erkrankungen. In Fast Food, Fertiggerichten und Backwaren finden sich viele gehärtete Fette, ebenso in Süßwaren wie z. B. Schokolade. Wurst und gehaltvolle Käsesorten sollten zugunsten weniger gehaltvoller Sorten ausgetauscht werden oder du isst einfach eine kleinere Portion davon. Denn nichts ist verboten.

Nüsse, Sonnenblumenkerne und andere Saaten enthalten wertvolles pflanzliches Fett. Für eine gute Abnahme solltest du aber auch den hohen Energiegehalt beachten. Ein bis zwei Teelöffel Nüsse und Saaten insgesamt in der Portion Müsli oder auf deinem Salat versorgen dich mit gutem Fett, und du nimmst gut ab.

Größere Mengen empfehlen wir während der Abnahme nicht. Auch Avocado ist reich an gutem pflanzlichem Fett und auch hier gilt: Weniger ist mehr.

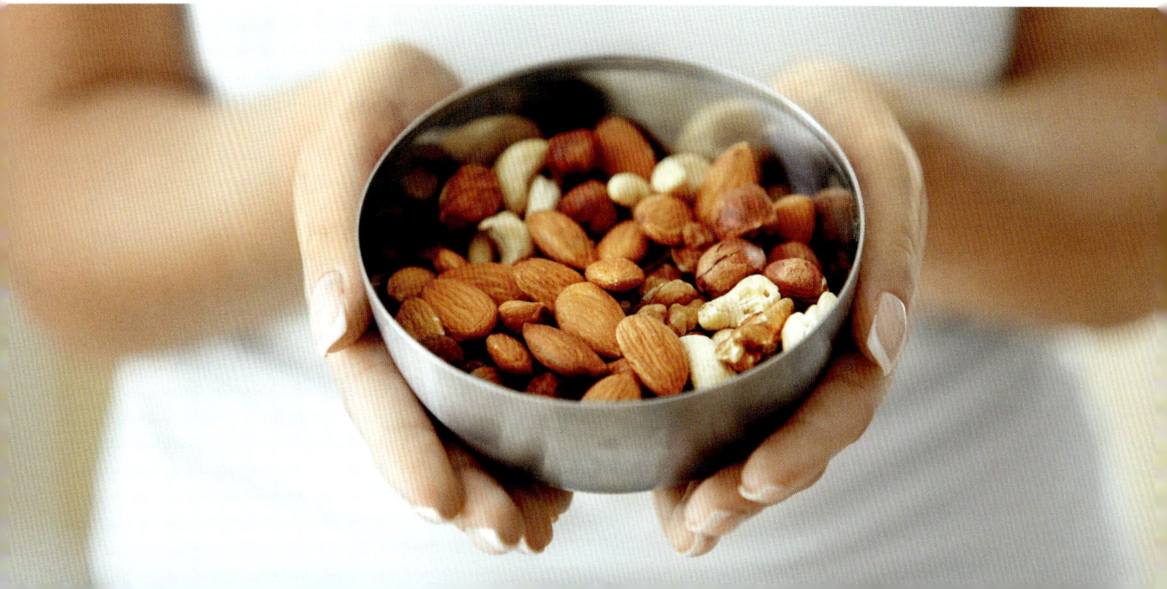

Lebe-leichter-Coach Annette Ruf, Apothekerin, empfiehlt:
Die richtige Wahl beim Öl

Reduziere deine Ölflaschen auf zwei Öle:
Olivenöl: für Salate und zum Schmoren von Gemüse
Rapsöl: als neutrales Öl für Salate

Olivenöl ist das klassische Öl des Altertums. Die Ölsäure senkt das »schlechte« Cholesterin (LDL) und das »gute« (HDL) bleibt erhalten. Das entscheidende Verhältnis zwischen beiden kann damit positiv verändert werden. Olivenöl kann anstelle von gehärteten Fetten erhitzt werden, ohne dass seine wertvollen Inhaltsstoffe verloren gehen.

Rapsöl wird auch »das Olivenöl des Nordens« genannt. Es enthält wie Olivenöl Ölsäure, relativ wenig Linolsäure und Vitamin E (Radikalfänger).

Das ebenfalls häufig verwendete Sonnenblumenöl ist wesentlich ungünstiger zusammengesetzt. Es enthält sehr viel Linolsäure (Ω-6-Fettsäure), die entzündungsfördernd wirkt, wenn wir sie sehr reichlich zu uns nehmen, und sowohl LDL und HDL senkt.

Als besonders wertvolles Öl möchte ich noch das Leinöl empfehlen, das allerdings nach Anbruch der Flasche nur 4 Wochen im Kühlschrank haltbar ist. Es enthält bis zu 60 % Ω-3-Fettsäuren (mehrfach ungesättigt).

Es stärkt und pflegt das Gefäßsystem, wirkt cholesterinsenkend und verschafft den roten Blutkörperchen »freie Fahrt«. Der Gehirnstoffwechsel wird aktiviert.

Außerdem hat Leinöl einen positiven Einfluss auf die trockenen Schleimhäute in den Wechseljahren, es sorgt für eine gute Kalziumverwertung, wirkt entzündungshemmend und positiv auf den Stuhlgang (Gleitmittel). Kurz gesagt: Leinöl macht glücklich.

Literatur:
Ulrike Gonder, Positives über Fette und Öle, Systemed 2013
Hans-Ulrich Grimm, Leinöl macht glücklich, Knaur MensSana HC 2012
Ruth von Braunschweig, Pflanzenöle, Stadelmann 2016

Wissenswertes über Kalzium

Kalzium wird für den Aufbau und zur Festigung von Knochen und Zähnen benötigt. Wegen des erhöhten Osteoporose-Risikos bei Frauen ist es wichtig, einem Mangel vorzubeugen. Außerdem diskutiert die Fachwelt, ob eine hohe Kalziumzufuhr die Abnahme begünstigt. Wenn sich Kalzium im Blut befindet, gibt das den Fettzellen anscheinend das Signal, Fett nicht einzulagern, sondern zu verbrennen.

Gute Kalziumquellen sind Milch, Milchprodukte, aber auch grüne Gemüsesorten wie Grünkohl, Lauch, Brokkoli, Spinat, Fenchel sowie Mineralwasser mit einem Gehalt von über 150 mg/l.

Wissenswertes über Insulin

Nach jedem Essen, auch nach den Snacks zwischendurch, schüttet der Körper Insulin aus. Kaum gelangt Zucker ins Blut, reagieren die entsprechenden Zellen in unserer Bauchspeicheldrüse. Und mithilfe von Insulin werden die Nährstoffe dann vom Blut in unsere Körperzellen transportiert.

Insulin ist enorm wichtig – ohne seine Funktion würden wir verhungern, so viel wir auch essen! Das Hormon Insulin verhindert außerdem, dass unser Blutzuckerspiegel eine gefährliche Höhe erreicht. Auf die Dauer wäre ein hoher Blutzuckerspiegel nämlich schädlich.

Dass unser Körper so schnell auf unseren Nahrungskonsum reagiert, hat fürs Abnehmen jedoch auch einen Nachteil: Sogenannte »einfache Kohlenhydrate« – in Kuchen, Keksen, Süßigkeiten oder die Fruchtsüße von Obst – lassen den Blutzuckerspiegel rasch ansteigen. Der Körper muss eine Menge Insulin auf einmal ausschütten, um den Zucker möglichst schnell aus dem Blut in andere Körperzellen zu transportieren.

Und weil nun der Blutzuckerspiegel innerhalb kurzer Zeit stark absinkt, bekommen wir wieder Hunger, und der ganze Kreislauf geht von vorne los! Heißhungerattacken entstehen durch starke Schwankungen unseres Blutzuckerspiegels. Auch Müdigkeit und Unkonzentriertheit können dadurch verursacht werden.

Wenn du das Hungergefühl zwischen den Mahlzeiten übergehst, holt sich der Körper einen Snack von der Hüfte.

Das Drittel Obst oder Gemüse

Bau jeden Tag insgesamt fünf Portionen Obst oder Gemüse in deine drei Mahlzeiten ein. Eine Portion entspricht in etwa einer Handvoll. Verwende möglichst saisonale Produkte aus deiner Region. Bevorzuge Produkte vom Wochenmarkt; sie haben meist kurze Wege hinter sich. Gleichzeitig unterstützt du den Anbau in deiner Nähe.

Im Winter sind als Gemüse alle Kohlsorten empfehlenswert, als Obst Äpfel und Birnen und als nicht heimisches Obst auch Zitrusfrüchte. Im Sommer sind als Gemüse alle Salatsorten, Tomaten, Zucchini, Gurken und Spargel zu empfehlen, als Obst alle Beerenfrüchte und Steinobst.

So wirst du mit Vitaminen, Mineralstoffen, Ballaststoffen und sekundären Pflanzenstoffen versorgt. Das ist das Beste, was du für deine Gesundheit tun kannst! Hast du wenig Zeit zum Einkaufen, lohnt sich ein Vorrat an Tiefkühlprodukten. Viele tiefgefrorene Gemüsesorten weisen oft sogar einen höheren Vitamingehalt auf als das frische Produkt.

Gemüse im Glas und aus der Dose ist ebenfalls besser als sein Ruf. Leg dir ruhig einen Konservenvorrat an. Wenn der Kühlschrank nichts Frisches mehr bietet, hast du Alternativen parat, aus denen du schnell eine Mahlzeit zubereiten kannst. Z. B. Tomatenpüree, Pizzatomaten, Kichererbsen, rote Bohnen, Sauerkraut, Artischocken, Brech- und Wachsbohnen.

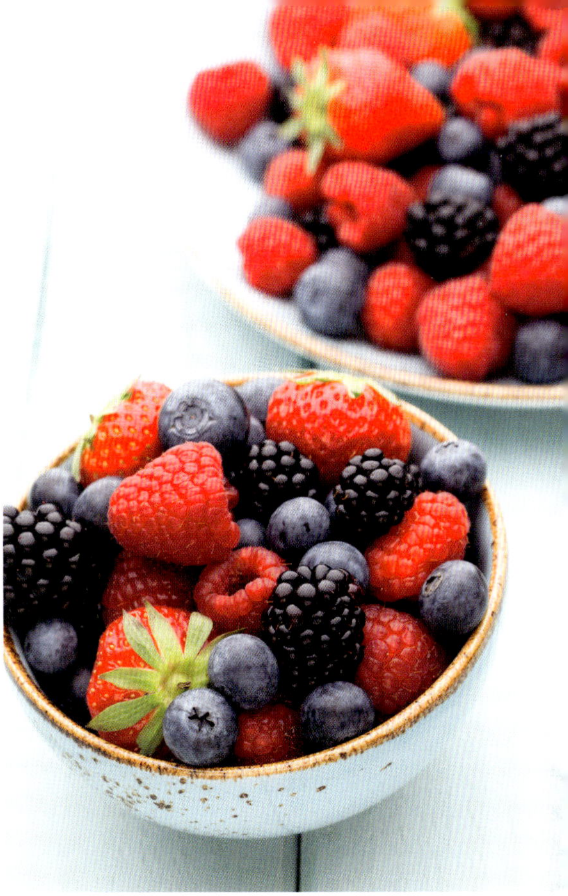

Obst und Smoothies

Gerade Menschen, die auf ihre Gesundheit achten, essen viel und gerne Obst. Achte auf das richtige Maß, denn Obst enthält viel Fruchtzucker. Manche Menschen nehmen schlecht ab, wenn sie zu viel Fruchtzucker zu sich nehmen. Das gilt auch für Smoothies mit vielen Früchten.

***Lebe-leichter*-Coach Tatjana Ehret hat ein Experiment gemacht und einen Smoothie aus einem Apfel, einer Banane und einer Orange gemixt:**

1 Banane à 120 g = 20,6 g Zucker
1 Orange à 130 g = 10,7 g Zucker
1 Apfel à 125 g = 12,9 g Zucker
Die drei Früchte enthielten zusammen 44,2 g Zucker; das entspricht ungefähr 14,5 Stück Würfelzucker.

Ihren Teilnehmern erklärt sie: »Die Ballaststoffe werden beim Mixen schon vorzerlegt. Weil du einen Smoothie viel schneller trinkst, als du die Früchte im Original essen würdest, nimmst du ihn kaum als Mahlzeit wahr. Durch das Trinken wird das Einspeicheln unnötig. Das ist aber ein wichtiger Bestandteil der Vorverdauung und sollte eigentlich nicht fehlen. Ohne das Kauen fehlt auch das Sättigungssignal an das Gehirn. Mit drei unzerkleinerten Früchten wärst du richtig lange beschäftigt gewesen und schneller satt geworden.«

Tatjanas Empfehlung: »Smoothies können keine Mahlzeit ersetzen. Klar sind sie hip, schick und passen super in unsere schnelllebige Zeit, ein echtes Lifestyle-Getränk. Auch bei mir muss es schnell gehen, aber Zeit zum Zubereiten, Kochen und Genießen nehme ich mir trotzdem!

Bist du es dir wert, ein paar Minuten in dich zu investieren? Du entscheidest, was auf deinem Teller liegt und wie viel Zeit du dir für die Zubereitung und das Essen nimmst.«

Bezüglich der Obstmenge rät sie: »Zwei Hände voll Obst am Tag sind genug, den Rest an Vitaminen darfst du gerne mit viel gesundem Gemüse decken.«

VERÄNDERN

Im Laufe der Jahre hast du bestimmt schon Erfahrungen mit dem Abnehmen gemacht. Du weißt, was bei dir funktioniert und was nicht. Du hast Gewohnheiten, die dir heilig sind, und Ernährungswissen, auf das du nichts kommen lässt.

Aber falls sich deine persönlichen Tipps und Tricks nicht langfristig bewährt haben, empfehlen wir: Lass dich doch mal auf *Lebe leichter* im Original ein, nicht nur so, wie du es gerne hättest. Einige frühstücken schon seit Jahren nicht mehr, weil sie morgens keinen Hunger haben oder einfach nichts runterkriegen. Manche kommen locker den ganzen Tag ohne Essen aus und essen nur abends. Und ziemlich viele Teilnehmer unserer Kurse berichten, dass sie auf keinen Fall abends Kohlenhydrate zu sich nehmen werden, weil sie sonst ganz sicher nicht abnehmen.

Mach das Original!

Wenn die Person, die nie frühstückt, nach einem Teller Abendessen mit dem Essen aufhört und nichts mehr im Verlauf des Abends isst – auch kein Obst mehr, auch kein Joghurt –, wird sie sich am nächsten Morgen über ihren flacheren Bauch wundern und sich auf ihr Frühstück freuen.

Wenn sich der Mann, der es locker den ganzen Tag ohne Essen aushält, auf drei dosierte Mahlzeiten am Tag einlässt, wird er schon am zweiten Tag richtigen Hunger spüren. Er wird die nächste ausgewogene Mahlzeit herbeisehnen und er nimmt endlich ab.

Wenn du abends am liebsten auf Kohlenhydrate verzichtest, weil du damit gute Erfahrungen gemacht hast, kannst du das natürlich tun. Aber mal ehrlich: Wenn ein Drittel des Tellers Obst oder Gemüse enthält, hält sich die Kohlenhydratmenge doch wirklich in Grenzen.

Widersteh dem Istjagarnichts-Phänomen

Kennst du nicht? Das geht so:

- Das Joghurt zwischendurch istjagarnichts (nur Eiweiß).
- Der Cappuccino zwischendurch istjagarnichts (nur Kaffee).
- Die zwei Scheiben Käse vor dem Kühlschrank sindjagarnichts (nur Eiweiß).
- Die zuckerfreien Bonbons sindjagarnichts (nur wegem dem schlechten Geschmack im Mund).
- Das kleine Stückchen Schokolade oder der Miniriegel istjagarnichts (zählt nicht).
- Der zweite zusätzliche Salatteller istjagarnichts (nur Gemüse).
- Der Obstsalat zwischendurch istjagarnichts (nur Obst).
- Der Extra-Smoothie istjagarnichts (nur Obst oder nur Gemüse).
- Das Glas Wein oder Sekt, obwohl du kein Maxi mehr hast, istjagarnichts (war eine Ausnahme).
- Der Nachschlag istjagarnichts (hätte bestimmt auch noch auf den ersten Teller gepasst).

Wenn die ganzen Istjagarnichts abends in einer kleinen Videoshow oder auf einem Fließband an dir vorüberziehen würden, könntest du sehen, dass viele Istjagarnichts den Weg zum Wunschgewicht verlangsamen oder gar torpedieren.

Schreib deine Mahlzeiten in deinen *Lebe-leichter*-Planer und sei genau. Dann wiegst du nach 12 Wochen locker 5–7 Kilo weniger. Und dann kommt dieses super Gefühl, wenn du in die Kleider der Vorjahressaison schlüpfst: Entweder alles passt wieder. Oder nichts passt mehr – viel zu viel Platz in den Shirts vom letzten Jahr, und dann gehst du erst mal shoppen. Das hast du dir verdient!

Mit allen Sinnen genießen

Genießen beginnt schon beim Planen deiner Mahlzeiten. Probier neue Zubereitungsarten, neue Garmethoden und vor allem neue Rezepte aus.

Wenn du bisher ein Gemüsemuffel warst, wirst du neue Sorten kennen- und lieben lernen. Der Brokkoli-Paprika-Apfel-Salat im Rezeptteil dieser Woche ist ein Fest für den Gaumen, so frisch, knackig, süß und sauer ist er. Hast du mal ein neues Rezept ausprobiert, kannst du es nach Geschmack abwandeln: Hauptsache, du lernst, das Gemüse zu lieben.

Geschmack ist das Zusammenspiel unserer fünf Sinne: Schmecken, Riechen, Sehen, Tasten und Hören. Unsere Geschmacksknospen können zwischen süß, salzig, sauer, bitter und umami unterscheiden. Umami ist das japanische Wort für fleischig, herzhaft oder gut schmeckend.

Die Nase isst mit. Nimm dir bewusst Zeit, den Duft der Mahlzeit zu erfassen. Wusstest du, dass es mehr als 10 000 Geruchsstoffe gibt?

Das Auge isst mit. Ist das Essen appetitlich angerichtet, läuft uns das Wasser im Mund zusammen. Bevorzuge Bunt und genieß die Farbvielfalt auf deinem Teller. Die Farben der verschiedenen Obst- und Gemüsesorten stehen übrigens auch für verschiedene Vitamine und Mineralien.

Auch der Tastsinn ist am Genuss beteiligt. Wie fühlt sich das Essen an? Mit den Fingern, der Zunge und der Mundschleimhaut spüren wir das. Wir mögen das Cremige, Sahnige, aber auch, wenn es zwischen den Zähnen kracht und knuspert. Fühlt sich der Apfel mehlig oder glatt an?

Am befriedigendsten empfinden wir Mahlzeiten, bei denen möglichst viele Geschmacksknospen auf ihre Kosten kamen und wir im Mund verschiedene Texturen spüren konnten.

Schau genau hin

Wirf bei abgepackten Produkten einen Blick auf die Zutatenliste. Wenn dort mehr als 3–4 Stoffe stehen, die du nicht kennst, dann stell dir die Frage, ob dieses Lebensmittel wirklich empfehlenswert ist. Besonders, wenn Fett oder Zucker an den ersten drei Stellen stehen. Zucker hat viele Namen, viele davon enden mit -ose. Auch Glukosesirup ist Zucker.

Beachte die versteckten Zuckeranteile in Getränken. Trink möglichst viel Wasser, besonders zwischen den Mahlzeiten. Zur Mahlzeit sind auch mal andere Getränke möglich. Aber mach dir bewusst, dass Limonaden, Säfte und Schorlen eine nicht zu unterschätzende Kalorienzahl enthalten können, die dein Gesamttagesbudget erhöhen.

Dosiere deinen Salzverbrauch. Würze mit Kräutern und Gewürzen. Sie liefern Farbtupfer und ein Extra an Geschmack und an Mikro-Nährstoffen.

VERTIEFEN

Mit welchen Lebensmitteln erreichst du eine möglichst lange Sättigung?
Bei den meisten Menschen erhöht eine warme Mahlzeit am Tag während der Abnahme die Zufriedenheit. Sogenannte »komplexe Kohlenhydrate« wie Vollkornprodukte machen länger satt, weil sie nicht so schnell verdaut werden. Außerdem sorgen diese Nahrungsmittel für einen stabilen Serotoninspiegel. Serotonin ist ein »Glückshormon«, das dem Gehirn Zufriedenheit signalisiert.

Warum haben Menschen manchmal Heißhunger auf spezielle Nahrungsmittel?
Damit wir eine Mahlzeit als befriedigend erleben, sollten möglichst alle Geschmacksrichtungen vertreten sein: bitter, süß, sauer, salzig und umami. Der Wunsch nach etwas Süßem ist nach einem herzhaften Essen also verständlich.

Zu viel Süßes kurbelt jedoch den Heißhunger auf mehr Süßes an. Wie zuvor schon beschrieben, hängt dies dann mit den starken Schwankungen unseres Blutzuckerspiegels zusammen.

Ist es besser, am Abend keine Kohlenhydrate zu essen?
Durch frühere Diäten haben viele Menschen die Erfahrung gemacht, dass es die Abnahme ankurbelt, wenn sie abends Kohlenhydrate meiden.
Lebe leichter hat einen völlig anderen Ansatz: Alle Lebensmittel sind erlaubt. Die Kohlenhydrate sind auf das Drittel Brot/Kartoffeln/Nudeln oder andere Beilagen auf dem einen Teller beschränkt; das zweite Drittel besteht aus Eiweiß, das letzte Drittel aus Gemüse. Daher wird die Kohlenhydratmenge ohnehin in moderaten Grenzen bleiben.

Wenn du Kohlenhydrate in Maßen genießt, nimmst du trotzdem gut ab. Außerdem eignest du dir ein Essverhalten an, das alltagstauglich ist und dich ein Leben lang begleiten kann.

Sind Lightprodukte zum Abnehmen sinnvoll?
Light bedeutet nicht immer kalorienarm. Ob leicht bekömmlich, leicht verdaulich, kalorienarm, luftig locker oder einfach nur arm an Kohlensäure – erst ein Blick auf den Fett- und Kaloriengehalt gibt dir Aufschluss.

Wenn du ein bestimmtes Produkt in der Lightversion gerne magst, dann gönn es dir. Aber achte trotzdem auf die richtige Menge – iss nicht mehr davon, nur weil es weniger Kalorien hat!

Darf man bei *Lebe leichter* Süßstoff verwenden?
Gegen das gelegentliche Trinken eines Lightgetränks ist nichts einzuwenden. Du bestimmst, ob du deinen Tee oder Kaffee mit Süßstoff oder Stevia süßt.

Süßungsmittel in Süßspeisen? Wenn du es magst. Allerdings ist nicht jeder Süßstoff kalorienfrei. Zwischen den Mahlzeiten sind Süßstoffe, die Kalorien enthalten, tabu.

Der Gebrauch von zu viel Süßstoff lässt jedoch die Geschmacksnerven abstumpfen. Willst du nicht mal ausprobieren, wie es wäre, ohne Süßstoff auszukommen? Du wirst überrascht sein, wie schnell du dich nach einer Sensibilisierungsphase an den weniger süßen Geschmack gewöhnst und ihn tatsächlich magst.

Träger Darm – was tun?

Bring deine Verdauung schon am Morgen auf Touren. Je effektiver dein Darm arbeitet, desto besser klappt die Abnahme. Ein großes Glas warmes Wasser am Morgen bringt deinen Darm in Schwung. Je heißer, desto besser.

Trink mindestens 2–3 Liter Wasser am Tag. Überprüf auch den Fettanteil in deiner Ernährung. Ist er zu niedrig, beschwert sich die Verdauung. Die Einnahme von täglich einem Teelöffel Leinöl bringt einen trägen Darm auf Trab. Die bekanntesten Hausmittel bei Darmträgheit sind über Nacht eingeweichtes Trockenobst, Leinsamen oder Weizenkleie (über das Frühstücksmüsli oder in den Joghurt) und Sauerkrautsaft. Auch Flohsamen kann die Verdauung anregen.

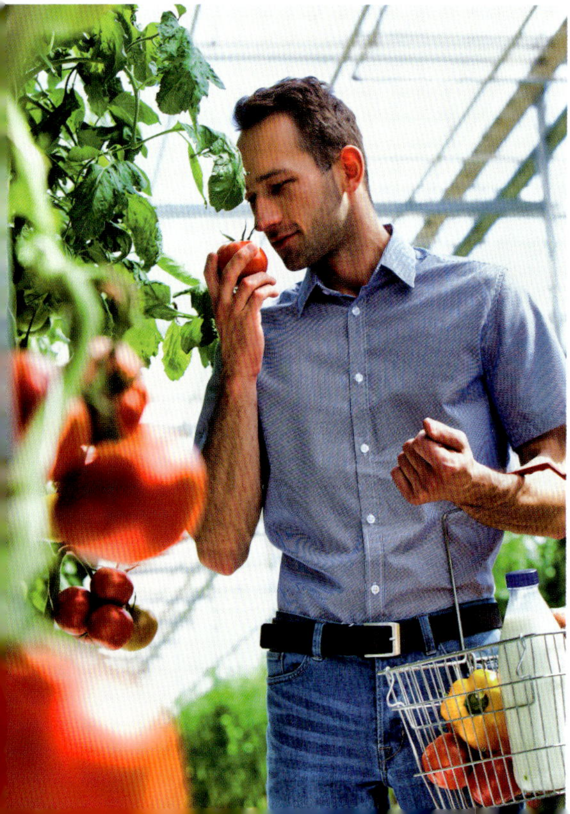

WOCHENZIEL

Genieß die Vielfalt. Kombiniere Kohlenhydrate und Eiweiß und achte auf ausreichend Gemüse.

FRAGEN ZUM WEITERDENKEN

Wie kannst du mehr Abwechslung in deinen Speiseplan einbauen?

Welche wichtigen Nährstoffe nimmst du nur selten zu dir?

Wenn du den
Hunger zwischen
den Mahlzeiten
ignorierst,
holt sich der Körper
einen Snack
von der Hüfte.

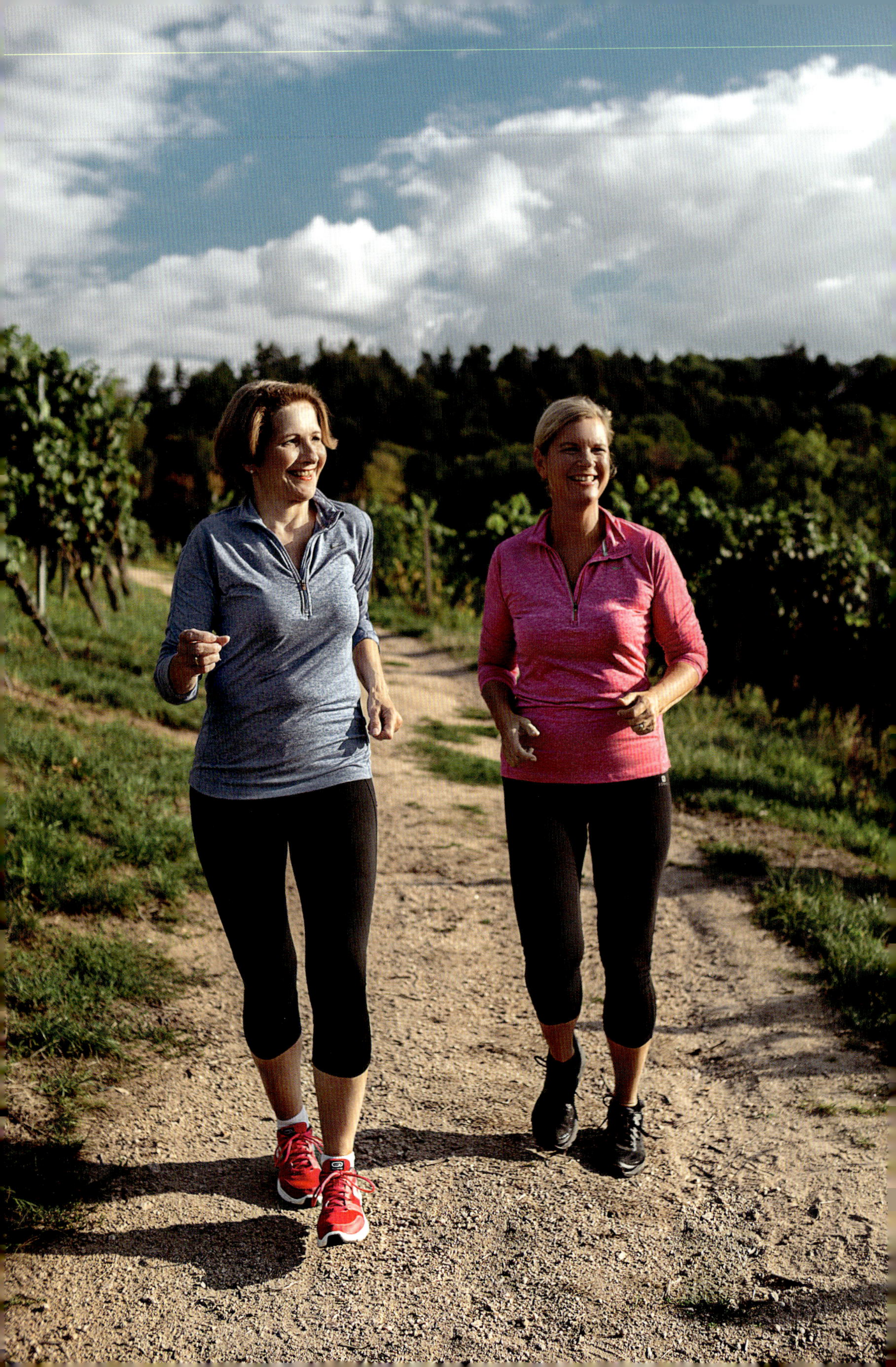

4 LEBE BEWEGT

> Wer heute keine Zeit in seine Gesundheit investiert, braucht später viel Zeit für seine Krankheiten.
>
> SEBASTIAN KNEIPP

VERSTEHEN

»Muss das mit der Bewegung sein?«, werden wir immer mal wieder gefragt. Jeder weiß mittlerweile, dass Abnahme ohne Bewegung nicht funktioniert, und dennoch hoffen wir darauf, dass es irgendwie gelingt.

Hoffnung hin oder her, wir wollen dir jetzt nicht die Laune verderben. Aber sprechen wir doch lieber gleich zu Beginn des Kapitels Klartext: Ohne Bewegung bewegt sich nichts.

Mit unserem modernen Leben nimmt die Bequemlichkeit zu und die Kondition ab. Mit der Kondition schwindet die Fitness und leider auch die Muskelmasse. Wir fahren mit dem Auto, sitzen tagsüber im Büro, am Computer, vor dem Fernseher, zusammen mit Freunden, beim Lesen und wann immer sich die Gelegenheit dazu ergibt.

Reise ins Innere

Um alle Körperfunktionen – wie Atmung, Kreislauf und Stoffwechsel – am Laufen zu halten, benötigt dein Körper eine gewisse Energie, die man Grundumsatz nennt. Dazu kommt der Leistungsumsatz: Das ist die Energie, die dein Körper zusätzlich für geistige und körperliche Aktivität braucht. Beides zusammen ergibt den Gesamtumsatz, also die gesamte Energie, die du am Tag verbrauchst.

Eine Reise in deinen Körper zeigt, wieso Bewegung gerade beim Thema Abnehmen so wichtig ist: Dein Körper besteht u. a. aus Muskeln, Fett, Wasser, Organen und Knochen. Das, was du auf die Waage bringst, sagt im ersten Moment allerdings noch nichts über die genaue Zusammensetzung deines Körpers aus.

Im Durchschnitt macht der Wasseranteil an deinem Gewicht ca. 75 Prozent aus. Das erklärt sofort, woher Gewichtsschwankungen kommen: Eine kleine Wassereinlagerung kann mal eben ein Kilo plus auf der Waage ergeben, und du fragst, dich was du falsch gemacht hast. Nichts, es sei denn, du hast tatsächlich zu viel gegessen oder dich zu wenig bewegt, aber dann stellst du dir diese Frage erst gar nicht.

Ist der Fettanteil im Verhältnis zu deinem Muskelanteil zu hoch, nimmst du schlechter ab. Weil die Muskeln der Ort sind, wo das Fett verbrannt wird. Trainierst du deine Muskeln nun regelmäßig, erhöht sich deine Muskelmasse – schlechte Karten für das Körperfett!

Mit den drei Tellern und der Esspause reduzierst du auf jeden Fall die Menge an Kalorien, die du zu dir nimmst. Jetzt sorgst du noch dafür, dass du durch Bewegung mehr Kalorien verbrennst als vorher. Dadurch schmilzt dein Fett und es wird Muskulatur aufgebaut. Doppelter Effekt.

Sitzen ist das neue Rauchen.

Diätkarriere

Viele unserer Teilnehmer haben schon mehrere Abnehmversuche hinter sich. Manche können eine richtige Diätkarriere vorweisen. Und sie stellen mit Entsetzen fest, dass alle abgenommenen Pfunde – oft mit Zinsen – wieder zurückkommen.

Gehörst du auch dazu? Hast du dir schon einmal Gedanken darüber gemacht, warum es nach vielen gescheiterten Diäten immer schwieriger wird, Kilos zu verlieren? Das ging doch vor ein paar Jahren noch viel einfacher. Da hast du bei einer Diät mal eben schnell 10 Kilo verloren, und jetzt bewegt sich die Anzeige auf der Waage nur im Zeitlupentempo nach unten. Das müsste doch eigentlich schneller gehen. Was ist passiert?

Der Körper hat ein Diätgedächtnis: Mit jedem Kilo, das du verlierst, reduziert sich nicht nur das Fett, sondern auch die Muskelmasse. Nimmst du dann wieder zu, ist das leider weitgehend nur Fett.

Je öfter du also durch Radikaldiäten abnimmst und wieder zunimmst, desto mehr verschiebt sich der prozentuale Anteil von Muskelmasse und Fett: Dein Fettanteil wird höher, die Muskelmasse nimmt ab. Jetzt rechne noch den natürlichen Muskelschwund ab 30 Jahren von ca. 1 Prozent mit ein, dann kannst du dir in etwa vorstellen, was das auf mehrere Jahre ausmacht.

Willst du dauerhaft Gewicht reduzieren und es dann auch halten, kommst du um die regelmäßige Bewegung nicht herum. Also akzeptierst du diese Tatsache am besten und überlegst dir eine gute Strategie, um in Bewegung zu kommen.

Erfahrungsbericht Claudia

Ich war entsetzt! Mit dem Essen hatte ich es diesen Winter etwas übertrieben. Die Motivation, mich zu bewegen, war auch dahin. Nachdem nun aber alle meine Hosen nicht mehr passten, wollte ich einen neuen Anlauf nehmen. Ich hatte schon alles ausprobiert, nichts war von Dauer. Ich brauchte einen neuen Kick.

Meine Freundin Elvira erzählte mir von einem *Lebe-leichter*-Kurs und nahm mich zu einer Schnupperstunde mit. Das Konzept hörte sich ganz gut an und ich entschloss mich zur Teilnahme. Gleichzeitig meldete ich mich in einem Fitnessstudio an. Zuerst musste ich mich einem Gesundheitscheck unterziehen, da traf mich das blanke Entsetzen:

Das Ergebnis der Fettanalysewaage zeigte einen Fettanteil von 32 %! Ich konnte mich an meine letzte Messung drei Jahre zuvor erinnern, die 27 % betragen hatte. Und das fand ich schon ziemlich viel. Ich konnte das gar nicht verstehen: So viel mehr brachte ich gar nicht auf die Waage, es waren höchstens fünf Kilo.

Ich war ziemlich frustriert und erzählte das in meinem *Lebe-leichter*-Kurs. Mein Coach hat uns dann die prozentuale Verschiebung von Muskel- und Fettmasse erklärt, gerade wenn man schon öfter ab- und wieder zugenommen hat. Ich verstand: Meistens waren es nur so um die fünf Kilo, die ich abnehmen musste. Aber ich war irgendwie seit Jahren ständig am Ab-und-wieder-Zunehmen.

Mit dem *Lebe-leichter*-Programm habe ich mittlerweile zehn Kilo verloren, trainiere regelmäßig in meinem Fitnessstudio und gehe außerdem dreimal die Woche laufen. Mein Fettanteil hat sich schon etwas verringert, und ich bin mir sicher, dass er noch niedriger wird. Denn ich habe jetzt verstanden, was ich meinem Körper über die Jahre angetan habe. Mein Ziel ist es, diesmal dauerhaft schlank zu bleiben.

Nicht nur zum Abnehmen

Du hast längst verstanden, dass *Lebe leichter* nicht nur ein Abnehmprogramm ist, sondern dass es uns vielmehr um ein ganzheitlich leichteres Leben geht.
Das gilt auch für das Thema Bewegung. Es geht nämlich nicht nur darum, dass du schneller und besser abnimmst, sondern um die kompletten Vorteile von Bewegung. Natürlich weiß das mittlerweile jeder, aber ist dir tatsächlich bewusst, wie viel du durch regelmäßiges Ausdauer- und Krafttraining in deine Gesundheit investierst?

- Durch ein regelmäßiges Ausdauertraining kräftigst du deinen Herzmuskel. Dein Herz muss nicht so oft schlagen, damit sinkt das Risiko für Herzkrankheiten, und deine Lebenserwartung steigt.
- Durch die Muskelaktivität wird Kalzium in deine Knochen gepumpt. Das sorgt für stärkere Knochen und beugt so Osteoporose vor.
- Ein moderates und regelmäßiges Ausdauertraining stärkt dein Immunsystem. Du bekommst starke Abwehrkräfte und wirst seltener krank. Selbst das Brustkrebsrisiko und Prostatakrebsrisiko kann so gesenkt werden.
- Regelmäßiges Training lässt deine Muskelmasse und damit deinen Energie-Grundumsatz wachsen. Genau das willst du, denn im Muskel verbrennst du Fett. Außerdem wirkst du Verspannungen der Muskulatur entgegen.
- Beim Ausdauertraining werden Glückshormone ausgeschüttet. Merkst du nicht? Dann trainiere einfach mal ein bisschen länger und regelmäßig. Plötzlich stellst du fest, dass du ein bisschen lockerer wirst.
- Bewegung ist eine der besten Möglichkeiten, um Stress abzubauen.
- Die Durchblutung deines Körpers wird verbessert, das steigert deine Denkleistung und deine Konzentration.
- Durch Bewegung kann dein Blutdruck gesenkt werden.
- Dein Körper wird gestrafft. Ja, wirklich. Auch wenn das nach vier Wochen noch nicht sichtbar ist, aber mit der Zeit wirst du einen Unterschied erkennen.
- Deine Gelenke werden geschmiert.
- Bewegung stärkt deinen Rücken und beugt Rückenschmerzen vor.
  Das wünschen wir uns doch alle, oder nicht?

Also, viele gute Gründe, die dich dazu motivieren könnten, in Bewegung zu kommen!

Was heißt denn für dich Bewegung?

»Zählt auch das Gassigehen mit dem Hund?« Diese Frage bekommen wir öfter gestellt, und ja, auch das ist Bewegung. Aber um in den Genuss aller Vorteile eines Trainings zu kommen, reicht das nicht aus.

Und nein, auch nicht die empfohlenen 10 000 Schritte am Tag. Du darfst ruhig mal ins Schwitzen kommen und solltest dein Bewegungsprogramm möglichst abwechslungsreich gestalten. So wie deinen Speiseplan. Du isst ja auch nicht jeden Tag nur Brot mit Wurst oder Nudeln mit Soße.

Unterschiedliche Sportarten sorgen dafür, dass alle deine Muskeln – es sind über 600 – und deine Ausdauer trainiert werden. Wechsle daher immer mal wieder zwischen Ausdauer- und Muskelaufbautraining ab.

Als Ausdauertraining eignen sich alle Sportarten, die deinen Puls beschleunigen, also wo du auch mal ein bisschen aus der Puste kommst. Du kannst eine Pulsuhr benutzen, musst aber nicht. Wenn du dich so gerade noch unterhalten kannst, dann bist du in der richtigen Pulsfrequenz.

Wenn es deine Gelenke zulassen, dann ist Joggen eine super Ausdauersportart, die deine Kondition erhöht und deine Pfunde purzeln lässt. Alternativ kannst du walken, mit oder ohne Stöcke, aber erhöhe ruhig das Tempo ein bisschen. Schwingen auf einem Trampolin mit hochelastischen Seilringen schont deine Gelenke und bringt dich trotzdem ins Schwitzen. Fahrradfahren, Schwimmen, Rudern, Crosstrainer, Stepper, Inliner, Zumba – such dir aus, was dir am meisten Spaß macht!

Im Gegensatz zum Ausdauertraining schnellt dein Puls beim Muskelaufbautraining nicht so in die Höhe.
Dafür trainierst du gezielt unterschiedliche Muskelgruppen. Das wiederum hat den Vorteil, dass deine Muskelmasse wächst. Du weißt ja, das ist das Ziel: Mehr Muskeln, strafferer Körper, mehr Fettverbrennung.

Muskeln lassen sich durch Eigengewichtsübung trainieren, wie z. B. Kniebeugen, Liegestütze, Unterarmstütze, Sit-ups etc. Oder du nutzt Hanteln oder Geräte im Fitnessstudio. Schon mal ein Gymnastikband ausprobiert? Damit lassen sich 80 % aller Muskeln trainieren. Möglichkeiten gibt es ausreichend, du musst dich nur dafür entscheiden.

VERÄNDERN

Beweg den Kopf

Keine Zeit, zu warm, zu kalt, kein Geld, Probleme mit den Knien, kleine Kinder – es gibt noch 1000 andere Gründe, warum wir nicht in Bewegung kommen.

Mal offen unter uns: Meistens haben wir keine Lust. Es fällt uns allzu leicht, die Bewegung hinter alle anderen scheinbar dringenden und wichtigen Aufgaben zu stellen. Würden wir uns nur mal bewusst machen, dass Bewegung eins der wichtigsten Dinge in unserem Leben ist, fielen die Ausreden ins Wasser.

Wenn die Ausreden aufhören, beginnt der Erfolg.

Veränderung beginnt im Kopf, das weißt du, und da du nicht drumherum kommst, triff heute eine Entscheidung.

Was kannst du konkret dafür tun, um regelmäßig in Bewegung zu kommen?

Hier ein paar Motivationstipps:

- Verabrede dich regelmäßig zum Laufen mit anderen. Das kann der Partner sein, ein Freund oder eine Freundin, Arbeitskollegen oder Nachbarn.
- Schließ dich einem Verein, einem Fitnessstudio oder einer Laufgruppe an.
- Buche Präventionsangebote, die von deiner Krankenkasse bezuschusst werden.
- Stell dein Trainingsgerät vor den Fernseher. Such dir eine Sendung aus, die du nur dann schaust, wenn du dich auch bewegst.
- Plane feste Termine für deine Bewegung ein.
- Protokolliere deine Bewegung im *Lebe-leichter*-Planer. So behältst du den Überblick.
- Stell deine Laufschuhe, die Sporttasche oder dein Trainingsgerät ins Sichtfeld. So wirst du daran erinnert, dich zu bewegen.
- Nutze die Mittagspause für einen Spaziergang.
- Such dir eine Sportart, die Spaß macht.
- Leg dir einen Fitnesstracker zu, der dich motiviert, dein Ziel zu erreichen.

Könnte Sport Spaß machen?

Das mit dem Spaß ist so eine Sache. Wenn du zu den Menschen gehörst, für die Sport selbstverständlich ist, die sich gerne bewegen, dann könntest du dieses Kapitel auch überspringen. In unseren *Lebe-leichter*-Kursen erleben wir es allerdings häufiger, dass sich viele zum Sport nicht aufraffen können. Die einen, weil das überhöhte Gewicht eine zusätzliche Belastung darstellt, die anderen, weil sie schlicht und ergreifend keine Lust darauf haben.

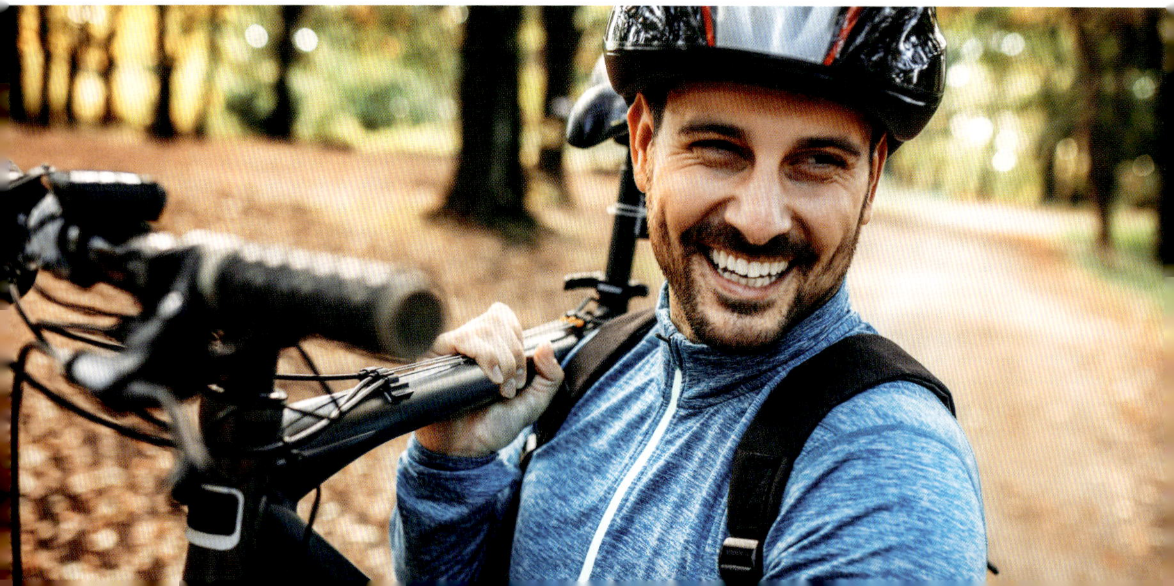

Hier kommt der Spaß ins Spiel. Gehörst du eher zu den sportlich Zurückhaltenden, dann ist es umso wichtiger, dass du etwas findest, was dir Spaß macht. Oder zumindest den Spaß an der Bewegung erhöhst. Das kann etwas völlig Neues für dich sein, wie z. B. Zumba, Inlineskating, Squash, Tischtennis, Trampolin oder Kettlebell. Wie wäre es, einfach mal etwas Neues auszuprobieren? Vielleicht findest du Geschmack daran!

Oder du peppst dir einfach den Sport ein bisschen auf: Gute Musik auf dem Ohr wirkt wahre Wunder. Ein Hörbuch während des Fahrradfahrens, eine TV-Serie auf dem Trampolin, ein Buch am Crosstrainer oder einfach doch das Gespräch mit einem Laufpartner. Egal, wie – die Zeit beim Sport kannst du dir verschönern.

Wenn du dann erst einmal so richtig in Fahrt bist und ins Schwitzen kommst, kommt der Spaß als Glückshormon in Form von Endorphinen. Ursprünglich dazu da, um in gefährlichen Situationen das Durchhalten zu sichern, locken dir die körpereigenen Schmerzmittel ein Lächeln ins Herz und ins Gesicht. Aber eben, dafür muss es schon ein bisschen mehr Anstrengung sein.

Die Folgen von Sport machen dann auch wieder Spaß, denn die angenehme Erschöpfung lässt dich unter anderem gut schlafen. Deine Stresshormone werden abgebaut, dein Körper bekommt andere Formen durch die trainierte Muskulatur und der Testosteronspiegel steigt an.

Männer wie Frauen produzieren Testosteron. Männer von Natur aus etwas mehr als Frauen. Bei Frauen steigert ein erhöhter Testosteronspiegel die Lust auf Sex. Wer einen niedrigeren Testosteronspiegel hat, setzt dadurch leichter Fett an und neigt zu depressiven Verstimmungen. Sport kann dem also entgegenwirken und führt auch im Nachhinein zu mehr Spaß im Leben.

Planen

> Wer es nicht schafft, zu planen, der plant, es nicht zu schaffen.
>
> BENJAMIN FRANKLIN

Im *Lebe-leichter*-Planer kannst du nicht nur deine Mahlzeiten eintragen, sondern auch, wann du dich bewegen willst. Vielleicht gibt es feste Termine im Verein oder mit einem Partner. Trag sie dir gleich bei den entsprechenden Wochentagen ein!

Kommst du pro Woche auf insgesamt 3½ Stunden? Nicht? Wie wäre es dann mit einem Trainingsplan? Wenn du dir alles genau überlegt und geplant hast, sollte später nichts dazwischenkommen.
So behältst du auch den Überblick über die verschiedenen Formen der Bewegung. Denn das weißt du mittlerweile: Abwechslung und Regelmäßigkeit sind ausschlaggebend.

Alltagsbewegung

»Früher war alles anders, da haben wir uns mehr bewegt«, hören wir von der älteren Generation. Wissen wir, da gab es auch nur drei Mahlzeiten am Tag und Esspause zwischen den Mahlzeiten. Also heißt es: »Back to the roots.«

Da, wo Menschen früher lange Strecken zu Fuß zurücklegen mussten, benutzen wir heute das Auto. Während unsere Großmutter die Wäsche von Hand wusch und dabei ein natürliches Krafttraining für die Oberarme absolvierte, drücken wir heute auf den Knopf der Waschmaschine und schleppen uns, während die Waschmaschine läuft, ins Fitnessstudio.

Küchengeräte erleichtern uns das Zerkleinern und Kneten, Saugroboter erledigen das Saugen, und dank Alexa brauchen wir demnächst nicht mal aufzustehen, um das Licht ein- oder auszuschalten. Erinnert alles ein bisschen an den Film »WALL E«.

Kein Wunder, dass der durchschnittliche Leistungsumsatz immer weiter sinkt und die Menschen immer übergewichtiger und träger werden. Unsere Vorfahren würden ungläubig den Kopf schütteln, sähen sie, dass wir für regelmäßige Bewegung Zeit einplanen und uns dazu aufraffen müssen.

Du musst jetzt nicht unbedingt deinen Hefeteig wieder von Hand kneten oder dir ein Waschbrett für die Wäsche zulegen. Aber wie wäre es denn, in deinen Alltag ein bisschen mehr Bewegung einzuplanen?

Mach mal

Reck und streck dich noch morgens vor dem Aufstehen. Anstatt auf die Schlummertaste zu drücken, zieh und streck deine Zehen mehrmals nach vorne und nach hinten.

Schieb dein Becken samt Bein im Wechsel vor und zurück, sodass immer ein Bein länger ist als das andere. Fahr mit den Beinen Fahrrad oder male mit deinen geschlossenen Beinen in der Luft einen Satz: »Guten Morgen, liebe ……..., das wird ein wundervoller Tag!«

Stell dich beim Zähneputzen auf ein Bein. Eine Minute, dann wird gewechselt.

Aktiviere beim Frühstückmachen deine Venenpumpe, indem du auf und ab wippst. Immer wieder auf die Zehenspitzen und zurück.

Hast du eine sitzende Tätigkeit? Im Büro oder zu Hause? Dann leg doch nach jeder Stunde eine Bewegungseinheit ein, z. B. mit einem Fitnessband. Ich sitze auch gerade schon wieder stundenlang an diesem Buch, da steh ich jetzt gleich mal auf und mache ein paar Kniebeugen.

Kniebeugen oder andere Übungen kannst du auch machen, während z. B. der Kaffee in deinem Vollautomat durchläuft oder das Betriebssystem am Computer hochfährt.

Bei stehenden Hausarbeiten wie Bügeln, Kartoffelnschälen, Kochen etc. kannst du Bauch- und Beckenbodenmuskulatur an- und wieder entspannen.

Abends vor dem Fernseher stehst du in den Werbepausen auf, reckst und streckst dich, drehst den Kopf langsam von rechts nach links, schaust nach oben und nach unten oder rollst die Schultern.
Du schwingst ein bisschen auf dem Trampolin, benutzt deinen Stepper, dein Ergometer oder machst ein paar Sit-ups. Spann mal die Fäuste an und lass sie wieder locker.

An jeder Ampel kannst du im Auto deine Gesäßmuskulatur anspannen. Entspannen, wenn es grün wird.

Kleines Muskeltraining gegen schlaffe Oberarme: Leg beim Warten an der Supermarktkasse die Hände auf den Griff des Einkaufwagens und drück sie nach unten.

Grundsätzlich könntest du dein Auto immer etwas außerhalb parken. Und dann in die Stadt laufen. Spart manchmal sogar teure Parkhausgebühren.

Verabschiede dich in deiner Wohnung von Sammelstellen für den Keller, ein anderes Zimmer oder den Speicher. Bring alles sofort dorthin, wo es hingehört. Du kennst das ja schon: Jeder Gang macht schlank.

Erledige möglichst viel in deinem Alltag zu Fuß oder mit dem Fahrrad. Wann immer du die Möglichkeit dazu hast, lass dein Auto stehen.

Und es versteht sich von selbst, dass du Rolltreppen und Fahrstühle meidest. Du nimmst natürlich die Treppe.

VERTIEFEN

Mehr Bewegung, ohne mehr zu essen

Hast du dich für einen bewegten Lebensstil entschieden, dann tapp nicht in die Falle, dass du dadurch mehr isst. Oft wird die durch Sport verbrannte Kalorienzahl nämlich über- und die zusätzliche Nascherei unterschätzt. Es wäre schade, wenn du nach 250 verbrannten Kalorien deinen Erfolg durch eine Tafel Schokolade mit rund 550 kcal wieder zunichtemachst. Und nach der Tafel Schokolade dann denkst: »Jetzt ist es eh egal …«

Machst du natürlich nicht, weil du dich ja an das *Lebe-leichter*-6x1 hältst. Wir wollten es nur noch mal erwähnen. Zur Sicherheit.

> Du musst keine Sportskanone sein, um anzufangen, aber du musst anfangen, um eine zu werden.
>
> BETTINA LÜGGER

Nicht jeder hat die gleichen Voraussetzungen, wenn er mit dem Sport beginnt. Es ist ein Unterschied, ob du 76 kg wiegst oder 134 kg. Ob du schon immer sportlich warst oder eher bequem bist. Vielleicht bist du in deiner Bewegung eingeschränkt, hast Schmerzen oder bist einfach nicht fit.

Wusstest du, dass jeder auf seine ganz eigene Art in seiner Bewegung beschränkt ist? Aber diese Schranke ist beweglich. Jeder kann sich im Rahmen seiner Fähigkeiten sportlich weiterentwickeln, wenn er sich auf den Weg macht. Auch du.

Stell dir vor, wie du durch die regelmäßige Bewegung eine bessere Körperhaltung und Koordination bekommst, wie sie deine Eigenwahrnehmung und dein Körperbild verändert. Du bist zur Bewegung geschaffen – stell dich nicht selbst aufs Abstellgleis!

Setz dir Bewegungsziele, auf die du stolz sein kannst. Wie wäre es, dich zu einem Wettkampf anzumelden? Es muss nicht gleich ein Marathon sein, aber mittlerweile gibt es immer wieder Stadtläufe, auch mit wenigen Kilometern. Du könntest auf ein Sportabzeichen hinarbeiten oder dir ein eigenes Ziel setzen. Vielleicht trainierst du auch in einer Mannschaft und ihr habt ein gemeinsames Ziel. Oder du planst, eine Pilgerreise in Etappen zu absolvieren, und steigerst dich von Jahr zu Jahr.

Lass mal deiner Fantasie freien Lauf und träum ein bisschen verwegener. Spreng deine bisherigen Vorstellungen von Unsportlichkeit. Du kannst viel mehr, als du denkst!

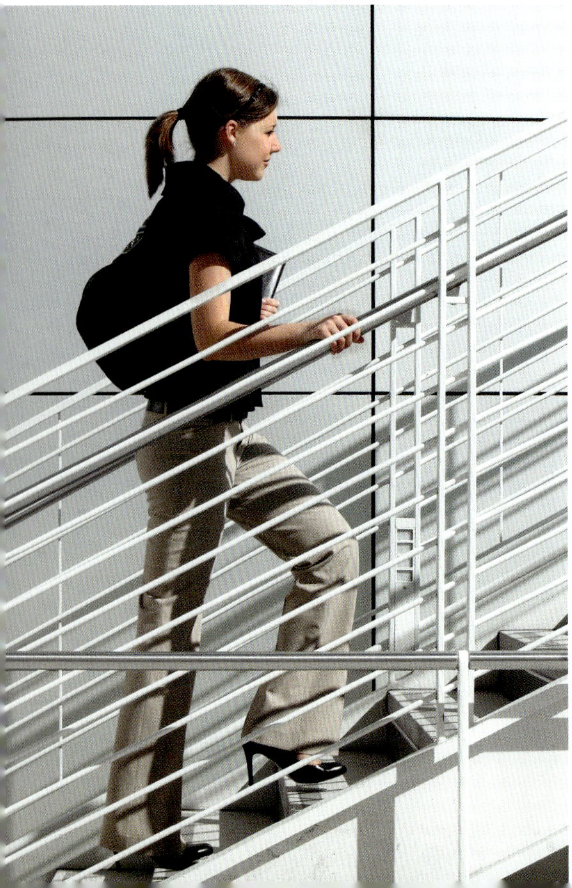

Nicht Bequemlichkeit, sondern Sportlichkeit erzeugt ein Gefühl der Leichtigkeit.

WOCHENZIEL

Entscheide dich für einen bewegten Lebensstil und bau täglich Bewegungseinheiten in deinen Alltag ein.

FRAGEN ZUM WEITERDENKEN

Wie kannst du dein bisheriges Aktivitätslevel erhöhen?

Was ist dein nächstes Ziel in Sachen Bewegung?

Sportlichkeit,
nicht die
Bequemlichkeit,
erzeugt
das Gefühl der
Leichtigkeit.

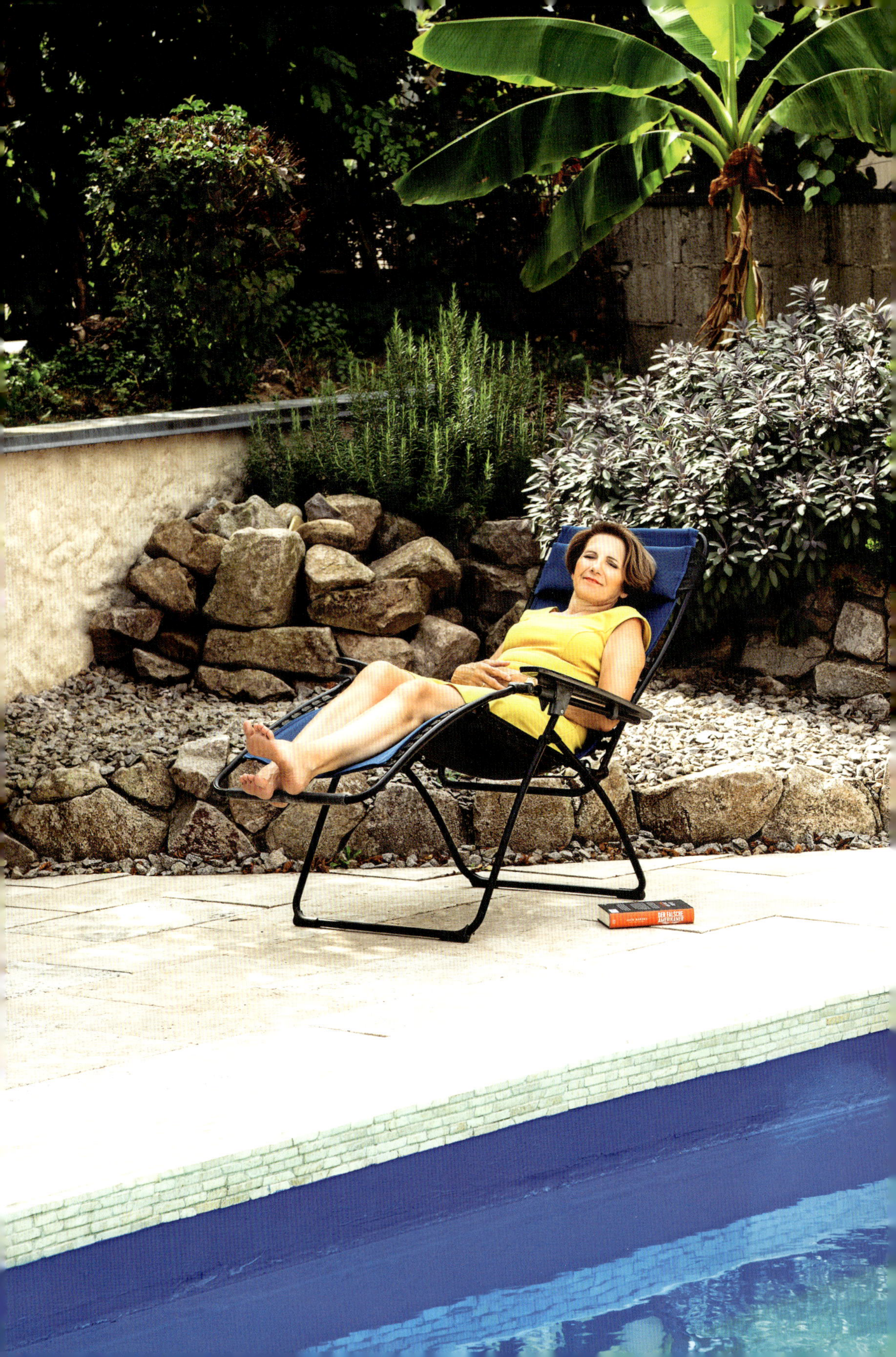
DER FALSCHE AMERIKANER

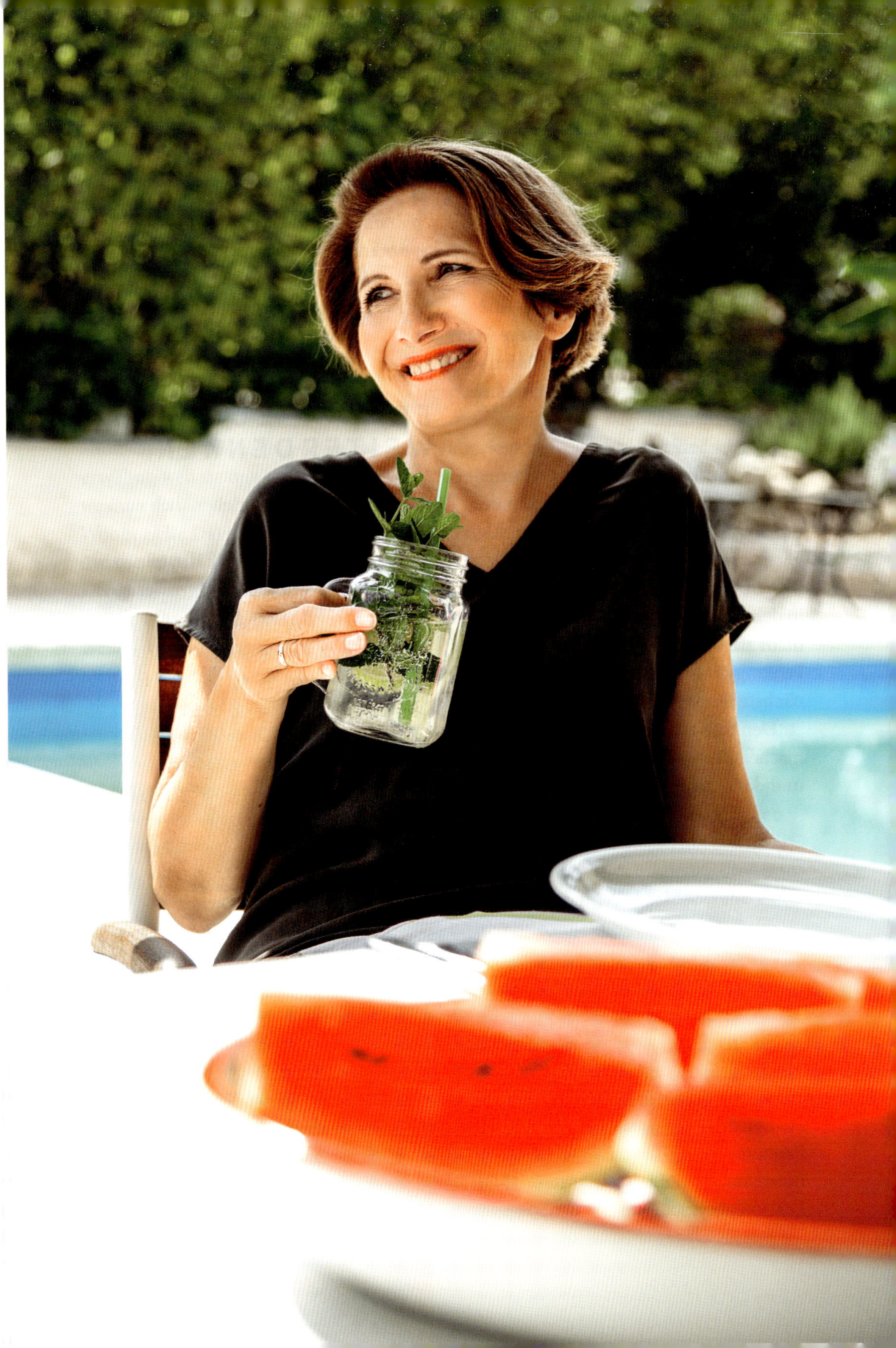

5 LEBE ALTERNATIV

Schokolade wandert vom Mund übers Herz sofort auf die Hüfte.

VERSTEHEN

Das Verlangen zwischendurch

Wo kommen sie eigentlich her, diese Gelüste auf Essen zwischendurch? Ist das tatsächlich Hunger? Du hast dich mittlerweile vier Wochen lang darin geübt, drei Mahlzeiten am Tag zu essen: jeweils einen Teller mit einem Drittel-Anteil an Gemüse/Obst/Salat. Dazwischen ist Pause.

Obwohl ein Teller zum Sattwerden reicht und dein Körper nicht wirklich irgendwelche Zwischenmahlzeiten braucht, spürst du immer mal wieder so ein aufkommendes Verlangen: »Jetzt ein Stückchen Schokolade, einen Keks, die Scheibe Wurst, ach, nur dieses eine Gummibärchen, dann geht's schon wieder.« Kennst du das?

Was passiert dann? Aus einem Stück wird die ganze Tafel, auf die erste folgt eine zweite Scheibe, und jetzt, wo du schon einmal dabei bist, ist es auch egal. Schon befindest du dich im Schlemmerland und findest das Ende nicht.

Meistens sind es emotionale Auslöser, die uns zum Naschen verführen, manchmal ist es auch Gewohnheit (damit werden wir uns in Kapitel 7 beschäftigen).

Emotionen sind völlig normal und absolut erwünscht – dass dein Essverhalten von ihnen gesteuert wird, jedoch nicht unbedingt. Auch schlanke Menschen essen ab und zu aus emotionalen Gründen. Das ist normal. Problematisch wird es dann, wenn Emotionsessen zum Dauerzustand wird. Dann muss eine Lösung her.

Verg»essen«e Gefühle

Durch die klare Struktur der drei regelmäßigen Mahlzeiten wirst du relativ schnell mit Gefühlen und Bedürfnissen konfrontiert, die du bisher verg»essen« hast!

Die meisten emotionalen Esser essen schnell und nebenbei. Damit sich möglichst früh die gewünschte Wirkung einstellt. Nämlich, sich zu beruhigen, zu entspannen, den Ärger wegzubeißen oder ihn runterzuschlucken, die innere Leere zu füllen etc. Auf drei Mahlzeiten pro Tag umzusteigen, kann ein lang verdrängtes Gefühls-Potpourri zur Folge haben.

Emotionale Auslöser

Stress

In deinen Terminplaner haben sich zu viele Termine eingeschlichen. Obendrein musst du jetzt auch noch Überstunden machen, weil ein Kollege ausgefallen ist. Es bleibt kaum Zeit zum Luftholen, für Pausen, geschweige denn für die Planung oder Zubereitung des Essens.

Um dich abzureagieren oder schlicht aus Zeitmangel greifst du zu dem, was Vorratskammer oder Kühlschrank gerade hergeben. Kurze Pause, 600 Kalorien und 5 Minuten später ist der Stress immer noch da.

Frust

Ärger mit dem Chef, dem Partner, den Kindern. Oft hast du kein Ventil, um Dampf abzulassen. Die Süßigkeiten scheinen im ersten Moment die schnellste Lösung zu sein. Sind sie ja auch, oder nicht? Das erste Stück Schokolade im Mund holt dich erst einmal runter und beruhigt dich … für 5 Sekunden.

Dann ist es vorbei, der Frust ist noch immer da, also muss noch mehr Schokolade her. Schon bevor die Tafel aufgegessen ist, meldet sich dein schlechtes Gewissen, was dich allerdings auch nicht daran hindert weiterzuessen. Ist doch so, oder nicht?

Langeweile

Es gäbe zwar immer etwas zu tun, aber nicht immer hast du Lust. Lustlosigkeit kann schnell in Langeweile umschlagen und mit Essen kannst du dich gut beschäftigen. Weil es einfach mal eine Abwechslung ist oder weil du alleine zu Hause bist. Weil du gerade zehn Minuten Zeit hast und Essen schon immer ein angenehmer Zeitvertreib war.

Der Wunsch nach Entspannung

Ein stressiger Tag liegt hinter dir. Völlig ausgelaugt geht es auf den Feierabend zu. Nach einem anstrengenden Arbeitstag, mit Kindern oder ohne, bist du einfach müde und freust dich aufs Nichtstun. Jetzt bist du mal dran, willst dir etwas Gutes tun. Und schon landest du mit Chips und Schokolade auf dem Sofa vor dem Fernseher. Hast du dir ja auch verdient.

Einsamkeit

Vielleicht lebst du alleine und vermisst gerade abends die Gesellschaft von anderen. Oder du bist in einer Partnerschaft und dein Partner ist viel unterwegs. Dir fehlen die Freunde, und es fällt dir schwer, neue Bekanntschaften zu knüpfen. Du fühlst dich einsam und sehnst dich nach Gemeinschaft.

Fehlende menschliche Kommunikation lässt in dir einen Hunger entstehen. Wie schnell ist Essen da die Lösung, um dieses Bedürfnis scheinbar zu stillen?

Traurigkeit

Verlust, Versagensgefühle, schwierige Lebensumstände drücken sich auf dein Gemüt. Nur weil du dich für einen leichteren Lebensstil entschieden hast, werden deine Umstände nicht automatisch leichter. Mit Essen versuchst du, deine Stimmung aufzuhellen.

Wenn Liebe einen Geschmack hätte, wäre sie süß. Schokolade, Pudding und Eis können uns mit ihrer weich schmelzenden Konsistenz das Leben versüßen und uns für einen Moment mit dem Schicksal versöhnen. Allerdings, ohne echte Liebe zu spenden. Wenn du Essen mit Trost verbindest, wirst du immer weiteressen. Was ist so bitter, was macht dich so sauer, dass du es dir versüßen musst?

Wut

Du spürst ständig diese Wut in dir und traust dich nicht, sie in Worte zu fassen. Du bist wütend, weil dir niemand im Haushalt hilft oder weil es so selbstverständlich ist, dass du nach der Arbeit noch für alle möglichen Anliegen im Verein parat stehen musst. Du bist wütend über die Situation an deinem Arbeitsplatz oder in deiner Beziehung. Abends bei einer üppigen Mahlzeit oder zwei Gläsern Bier oder Rotwein kannst du zumindest für den Moment diese Wut verg»essen«.

Müdigkeit

Das Essen dient dir als Aufputschmittel, damit du weiterarbeiten kannst. Du hoffst, dich mit gefülltem Magen besser konzentrieren zu können oder wieder mehr Energie zu haben. Doch das ist ein Teufelskreis, da zu viel Essen nicht Energie spendet, sondern abzieht.

Anspannung

Du isst, um Druck abzubauen, um eine hohe Körperanspannung zu kompensieren. Das ist besonders typisch bei hormonellen Turbulenzen. Essen soll als Beruhigungs- oder Betäubungsmittel dienen, als schnelle Lösung für anstrengende Situationen. Für eine Weile funktioniert das. Aber ein voller Bauch kann nicht für eine Work-Life-Balance sorgen. Und kein Loch in der Seele stopfen.

Sehnsucht nach einer Belohnung

Viel zu essen, bedeutet, sich etwas Gutes zu gönnen, großzügig zu sich selbst zu sein. Wenig zu essen, heißt, sich zu bestrafen, streng zu sich zu sein. In der Kindheit gab es fürs Bravsein ein Betthupferl, bei Schmerzen ein süßes Trostpflaster. Keine Süßigkeiten bedeutete Strafe. Kein Wunder, wenn du dich heute immer noch mit Essen belohnst. Doch ab heute bestimmst du! Gute Arbeit hat ihren eigenen Lohn: Nach getaner Arbeit ist der Schreibtisch leer, der Garten gejätet, das Haus sauber, die Kinder im Bett. Warum solltest du dich mit Essen zusätzlich belohnen? Ist der Lohn der getanen Arbeit nicht genug?

»Eh egal!«
Der Tag hat schon verkehrt angefangen und da machst du lieber morgen weiter und gibst dich dem Gefühl der Ohnmacht hin. Weil es sowieso keiner merkt, ob du abnimmst oder nicht, ob du nun gerade heute diszipliniert bist oder dein Vorhaben auf morgen verschiebst. Und weil es sich für diesen Körper sowieso nicht lohnt.

Auch wenn du schon am Morgen eine ganze Schachtel Kekse gefuttert oder drei Wurstsemmeln verdrückt hast: Der Tag ist nur dann »gelaufen«, wenn du die Dinge laufen lässt. Es ist nie zu spät für eine gute Entscheidung.

> Der Tag ist nur dann gelaufen, wenn du die Dinge laufen lässt.

VERÄNDERN

Gefühle zulassen

Gefühle sind normale Begleiter unseres Lebens, dagegen kannst du dich kaum wehren. Aber du kannst entscheiden, wie du auf sie reagierst. Bisher hast du sie gerne verdrängt, eben verg»essen«, jetzt plötzlich geht das nicht mehr. Essen zwischendurch ist ja tabu.

Das hat den positiven Effekt, dass du dir deine Gefühle einmal anschauen kannst, statt sie in dich hineinzufressen. Je mehr du deine Bedürfnisse, deine Wünsche, deinen Lebenshunger verdrängst, desto bestechlicher bist du beim Essen. Wenn du deine Gefühle mit Essen unterdrückst, funktionierst du gut. Zumindest solange dein Körper mitmacht. Aber emotional lebst du schlecht. Bei Lebenshunger hilft eben keine Tafel Schokolade.

Dein Drang, zu essen, obwohl du gar keinen Hunger hast, kann jedoch zu einem Wegweiser werden: Er kann dich darauf aufmerksam machen, was dir im Leben wirklich fehlt.

> Vor allem aber behüte dein Herz, denn dein Herz beeinflusst dein ganzes Leben.
>
> SPRÜCHE 4,23

Dieser Vers aus der Bibel macht deutlich, dass sich die Entscheidungen, die du mit deinem Herzen triffst, maßgeblich auf dein Leben auswirken. Du hast die Wahl, deine Bedürfnisse (vermeintlich) mit Essen zu stillen oder eine Alternative zu finden.

Alternativen

Überleg dir, was dir in bestimmten Situationen, die du sonst mit Essen kompensierst, helfen könnte. Deinen Stress könntest du mit Bewegung abbauen, zur Entspannung ein Bad nehmen, bei Traurigkeit einen Freund anrufen. Ein gutes Buch, eine neue Teesorte, Handarbeit, ein Spaziergang, tanzen, beten, singen … Komm schon, dir wird etwas einfallen!

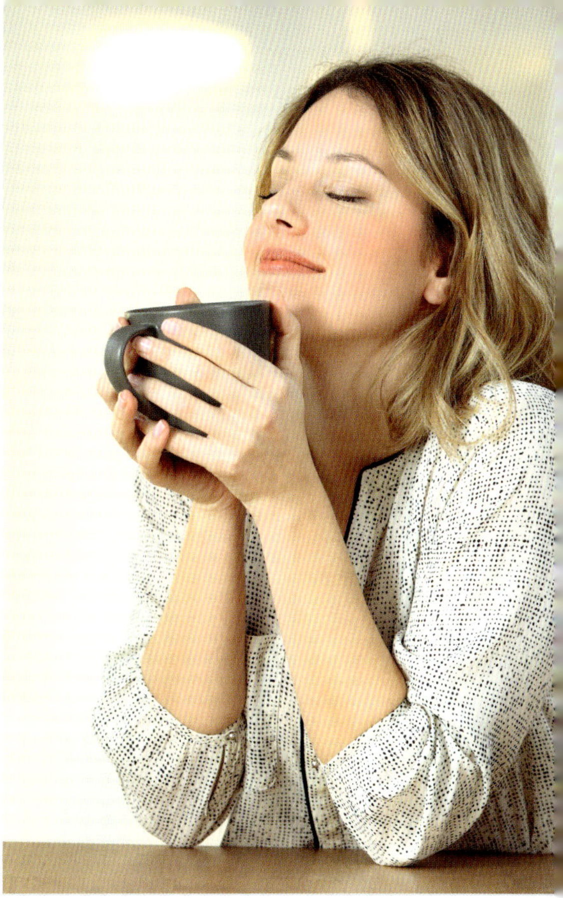

Erfahrungsbericht Heike

Wenn bei mir die Lust auf Essen zwischen den Mahlzeiten kommt, versuche ich, mich zehn Minuten abzulenken. Ich mache irgendetwas anderes: räume die Geschirrspülmaschine leer, hänge Wäsche auf, checke meine E-Mails, gehe eine Runde um den Block, beziehe die Betten, räume eine Küchenschublade auf …

Nur zehn Minuten. Und dann stelle ich mir vor, dass die Tafel Schokolade JETZT gegessen wäre, das Käsebrot oder die Scheibe Wurst. Meistens stellt sich das gute Gefühl ein, widerstanden zu haben.

Wichtig ist, dass du dir im Vorfeld eine Strategie überlegst. Bei Heißhunger erst entscheiden zu müssen, geht nämlich meistens nach hinten los.

Kennst du deine Schwachstelle? Deine schwache Stunde? Es hat ja nicht jeder dieselben Herausforderungen. Der eine bekommt bei Stress keinen Bissen runter, dafür braucht er die Riesenbelohnung am Abend, der andere übersteht Stress nur mit Dauersnacken.

Weißt du, zu welcher Tageszeit und in welcher Situation du am leichtesten aus dem Tritt gerätst?

Dann sorge hier vor. Erstell dir eine Liste mit Alternativen. Viele gute Ideen dazu findest du auch in unserem Buch »*Lebe leichter* für Vielbeschäftigte«. Weil Vielbeschäftigte nicht so viel Zeit zum Alternativensuchen haben … aber du nimmst sie dir jetzt einfach.

Stell dich der Frage: »Welche Alternative außer Essen gibt es für mich in genau DIESER Situation?«

Je mehr gute Entscheidungen du triffst, umso näher kommst du deinem Ziel.

Nicht nur deinem Ziel, schlank zu sein, sondern auch einem ausgeglichenen, leichteren Leben. In unserem Buch »Body Spirit Soul« erklären wir noch sehr viel mehr über die Zusammenhänge von Körper, Geist und Seele und geben Tipps, wie du gut für dich sorgen kannst.

> Der eine wartet,
> dass die Zeit sich wandelt,
> der andere packt sie kräftig an –
> und handelt![2]

Essen als Sucht

Ja, Essen kann zur Sucht werden wie Alkohol, Nikotin und andere Drogen. Ein Süchtiger muss lernen, ohne seine Droge zu leben. Aber weil wir auf Essen nicht verzichten können, wie zum Beispiel aufs Rauchen, müssen wir unser Verhältnis zum Essen anders klären.

Wenn Essen und insbesondere Süßes für dich einen Suchtcharakter hat, wird diese Sucht nach jedem Rückfall größer. Schau mal ehrlich hin: Wie kommt es zu diesem Rückfall? Was passiert vorher in deinem Kopf? Verbindest du Kuchen oder Süßigkeiten vielleicht sehr stark mit einem Gefühl von Geborgenheit, Zuhausesein, Glück, Sicherheit, Entspannung? Könnte es sein, dass du gerade dann eine Heißhungerattacke bekommst, wenn du dich unsicher fühlst? Oder einsam bist, traurig oder gelangweilt?

Die Grenze zwischen Emotionsessen und Sucht ist schleichend. Deshalb solltest du dich selbst an diesem Punkt genau beobachten. Lass nicht zu, dass dich das Essen einfach so überkommt. Stell dich deiner Sucht. Nur, was du bewusst wahrnimmst, kannst du verändern. Übernimm Verantwortung, sowohl für deinen Körper als auch für deine seelischen Bedürfnisse.

Das macht kein anderer für dich: kein Arzt, kein Therapeut, weder dein Partner noch deine Freunde. Auch nicht dein *Lebe-leichter*-Coach. Du bist für dich und deine Handlungen ganz alleine verantwortlich.

Aber wie du schon an der einen oder anderen Stelle in diesem Buch erfahren hast, glauben wir daran, dass es eine Hilfe »von oben« gibt. Nicht irgendeine Energie, sondern den Gott der Bibel. Wir glauben daran, dass wir diese göttliche Hilfe in Anspruch nehmen dürfen. Da, wo du nicht mehr weiterweißt, ist Hilfe oft nur ein Gebet weit entfernt.

Stell dich deinen Gefühlen, deiner Sucht, deinem Problem. Mach dir bewusst, dass …

- Essen keinen Stress auflöst.
- Essen keinen Frust verhindert.
- Essen kein Aufputschmittel ist.
- Essen keinen Druck abbaut.
- Essen keine Belohnung ist.
- Essen nicht mit Liebe gleichzusetzen ist.

- Essen nicht gegen Langeweile hilft.
- Essen kein Lebenszweck ist.
- auch heimliches Essen anschlägt.
- Essen eine Sucht ist, die du besiegen kannst.
- es nie egal ist – und nie zu spät für eine gute Entscheidung.

VERTIEFEN

Je bewusster du lebst, je positiver du eingestellt bist, desto mehr werden deine Sinne für echte Bedürfnisse geschärft. Je achtsamer du mit dir umgehst, desto weniger kann die Gier nach dir greifen.

Der Tröster »Essen« hat vielleicht viele Jahre seinen Zweck erfüllt. Er war immer da, ließ dich nie im Stich, klagte dich nicht an, sagte nicht Nein, stellte keine Fragen und bestrafte dich nicht. Er lachte dich nicht aus und war bequem und leicht zu handhaben.

Hier ist ein Umdenken angesagt: Du willst deine Gefühle nicht weiter mit Essen unterdrücken. Du stellst dich deinen Bedürfnissen oder deiner Sucht. Und du findest Alternativen.

»Meine Bekannte hat nicht nur Diabetes, sondern schon offene Füße«, berichtet ein Kursteilnehmer. »Aber denkt ihr, sie würde was ändern? Sie achtet nicht auf das, was ihr die Ärzte empfehlen, und isst auch so ungesund weiter wie immer.« Ignoranz kann gefährlich sein, unangenehm werden, wehtun, Lebensqualität stehlen, während die richtigen Veränderungen beleben, stärken, verschönern, bereichern, erfüllen.

> Verrückt ist der, der immer die gleichen Dinge tut, aber andere Ergebnisse erwartet.
>
> ALBERT EINSTEIN

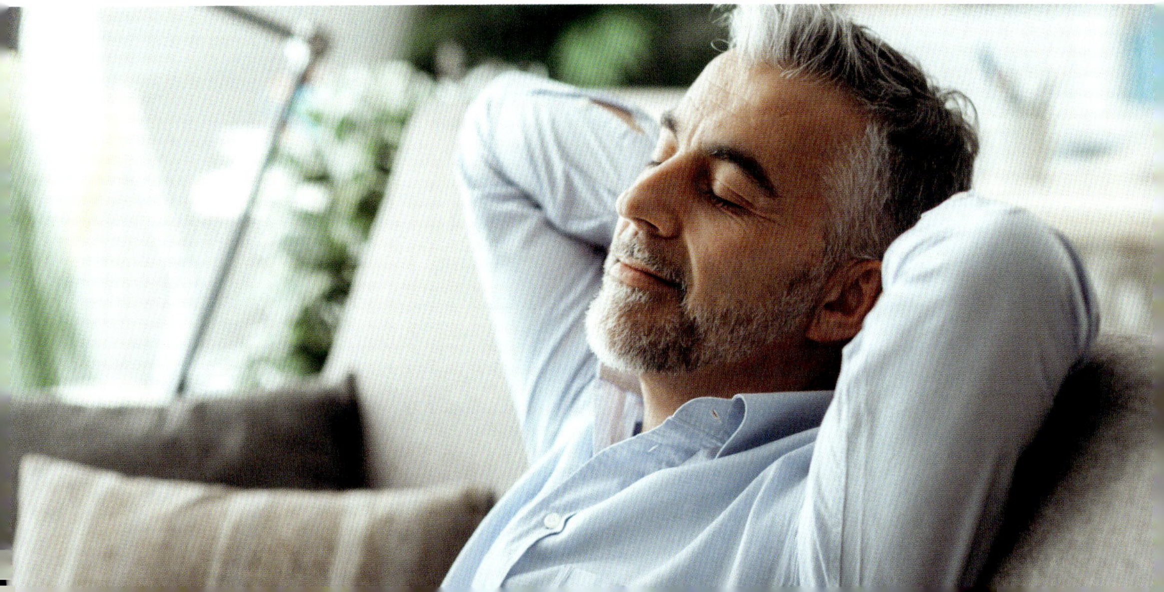

Vielleicht hast du massives Übergewicht, vielleicht trägst du bereits schwer an den Folgen der letzten Jahre. Dann zieh heute die Reißleine! Wir fordern dich heraus, deinem Riesen ins Gesicht zu gucken und den Kampf aufzunehmen. Der Riese in der Bibel hieß Goliath, der Kämpfer David.

Kennst du die Geschichte? Im Buch »Body Spirit Soul« haben wir sie zweimal erwähnt, weil sie uns so gut gefällt und weil wir so viel daraus lernen können. Wohin zielte David mit der Schleuder? Auf die Stirn des Riesen, sprich, aufs Gehirn – auf die Gedanken. »Verändere deinen Sinn«, steht in der Bibel, denke Neues. Veränderungen sind möglich. Deine beste Zeit liegt noch vor dir.

Wir glauben, du hast die Wahl: Du kannst den ehrlichen Weg nehmen, der dich aus der Gewichtsfalle rausholt, oder du kannst versuchen, das Problem auszusitzen. Aber Übergewicht lässt sich nicht aussitzen. Und das weißt du. Also ermutigen wir dich zum Umdenken.

Step by step

Es sind große Worte, die du in diesem Kapitel gelesen hast, und wir haben dir große Hoffnung gemacht. Aber wie geht es jetzt weiter? Gib dich nicht der Illusion hin, dass von jetzt auf gleich alles ganz easy laufen würde.

Wie viele Jahre war das Essen für deine Emotionen die Lösung? Wie lange kämpfst du schon mit einem desolaten Essverhalten? Manche können sich gar nicht mehr daran erinnern, wie es war, »normal« zu essen.

Also ist dir natürlich klar, dass es nicht von jetzt auf gleich kein Verlangen mehr geben wird. Gute Entscheidungen wirst du jeden Tag treffen müssen, dich in Geduld üben, bis du alte Verhaltensweisen abgelegt und durch neue ersetzt hast. Dazu kommen wir noch in Kapitel 7.

Was aber passiert, wenn du dich irgendwann doch wieder im alten Fahrwasser befindest?

Vielleicht hast du dir fest vorgenommen, dich an die drei Mahlzeiten zu halten, und ertappst dich dabei, wie du, ganz in Gedanken, das Stück Käse oder Wurst aus dem Kühlschrank nimmst und es in den Mund steckst. Automatisch greifst du zu den Keksen, die auf dem Kaffeetisch der Freundin stehen. Aus Versehen geschieht der Griff in die Dose mit den Erdnüssen oder die Schüssel mit den Chips.

Die Langeweile überkommt dich und du findest dich mit der Schale voller Erdbeeren und einem Buch auf dem Sofa wieder, aus Wut hast du das Glas Wein getrunken. Obwohl du das doch eigentlich nicht wolltest. Du hattest doch einen Plan, ein konkretes Ziel … und jetzt hast du schon wieder versagt und bist den Tränen nahe.

Jetzt würden wir dich am liebsten mal in den Arm nehmen. Mach dich nicht so fertig! Okay, du hast deinem Verlangen nachgegeben, bist schwach geworden, hast dich gehen lassen. Ja, so ist das Leben, das passiert. Nicht nur dir.

Denkst du, wir sind immer nur diszipliniert? Bei uns wird auch mal eine Tafel Schokolade aufgefuttert, auch wir überstrapazieren hin und wieder unsere Maxis, ist doch völlig normal. Klar würden wir es auch besser finden, wenn wir uns immerzu korrekt an das Programm halten würden.

Aber es heißt nicht nur: »leichter«, sondern auch: »lebe«. Und das normale Leben funktioniert nun mal nicht immer nur so, wie wir uns das wünschen. Also entspann dich und lach am besten über deinen Fehler. Lachen zieht Leichtigkeit in dein Leben. Zum Lachen ist dir gerade nicht zumute? Auch okay. Aber jeder Fehler gibt uns die Chance, es das nächste Mal besser zu machen.

Den einzigen wirklichen Fehler, den du machen kannst, ist, dich selbst aufzugeben und die Dinge einfach laufen zu lassen.

> Jeder Fehler gibt uns die Chance, es das nächste Mal besser zu machen.

Denk nicht: »Jetzt ist es egal«, nachdem du einer Heißhungerattacke erlegen bist. Du kannst nämlich aus jeder positiven und auch aus jeder negativen Erfahrung etwas lernen. Aus Pleiten, Pech und Pannen lernst du sogar schneller, wenn du sie im Nachhinein als kostenlose Lektion abspeicherst.

WOCHENZIEL

Spüre in dieser Woche deine emotionalen Herausforderungen auf und versuche, Alternativen zu finden.

FRAGEN ZUM WEITERDENKEN

Welche Situationen verleiten dich zum Essen?

Welche Alternative hilft dir, ohne zu essen mit der Situation fertigzuwerden?

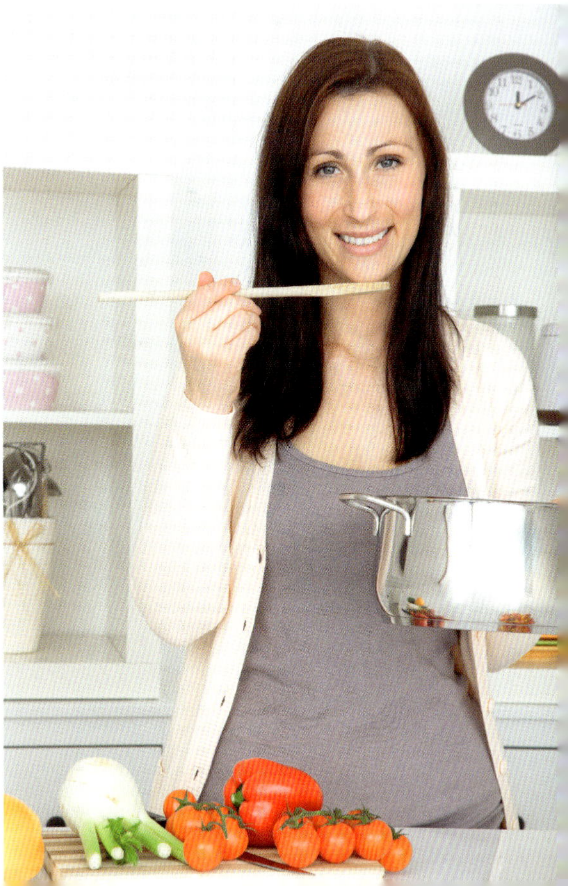

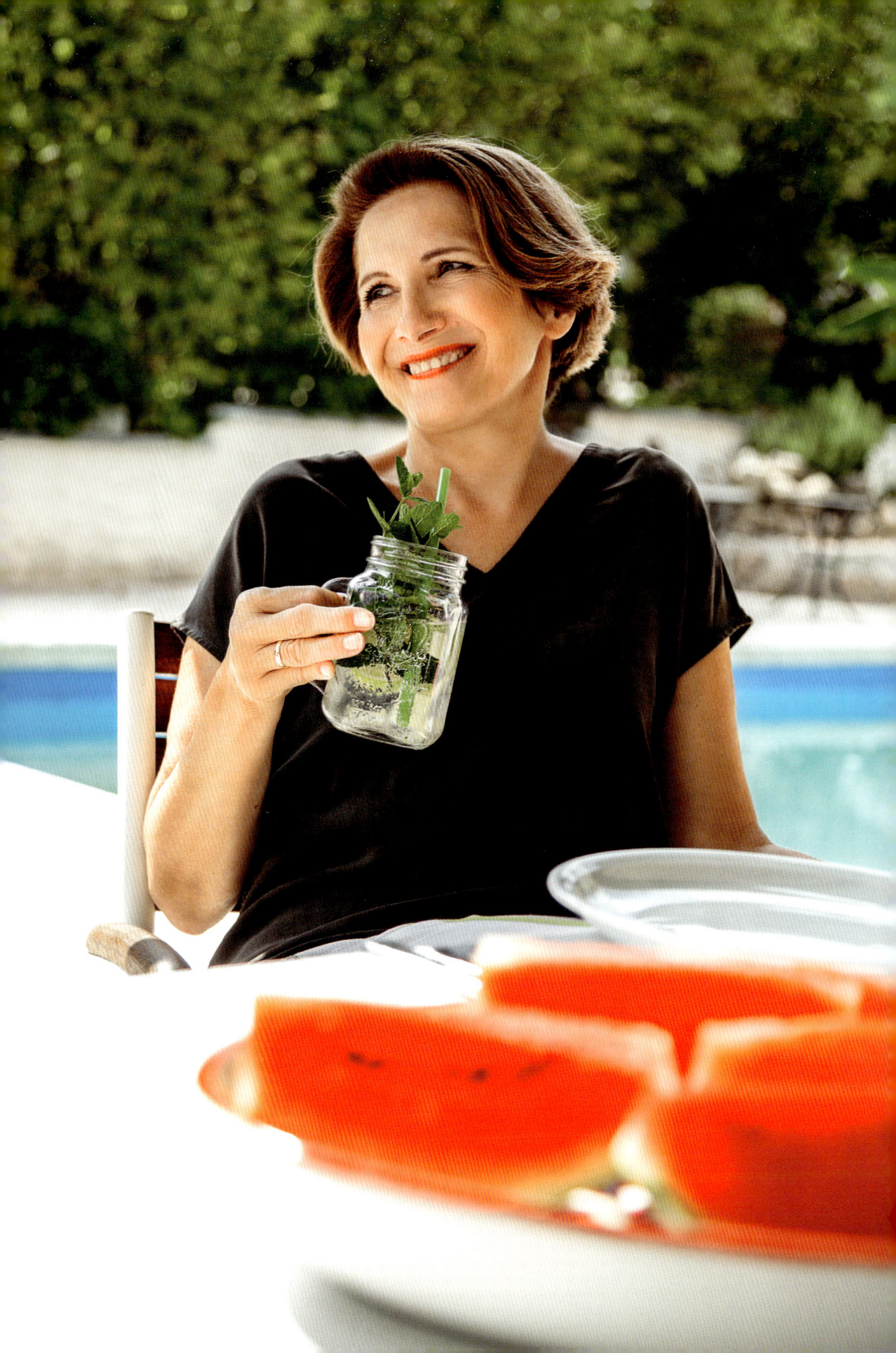

6 LEBE SPRITZIG

> Ich glaube, dass ich kein Heilmittel anführen kann, das sicherer heilt als das Wasser.
>
> SEBASTIAN KNEIPP

VERSTEHEN

»Was soll denn so schwer daran sein, genug zu trinken?« Heike kann das nicht verstehen. »Einfach das Glas unter den Hahn halten. Trinken. Fertig!«

Dass ausreichend Flüssigkeit für unsere Gesundheit und eine gute Abnahme wichtig ist, weiß heute jeder. Und doch trinken die meisten Menschen zu wenig und sind, ohne es zu merken, regelrecht ausgetrocknet. Wenn sich nämlich das Durstgefühl einstellt, ist das schon ein absolutes Warnsignal.

Wir können fünf Wochen ohne Essen auskommen, aber nur drei Tage ohne Wasser. Der menschliche Körper besteht zu 75 Prozent aus Wasser, unser Gehirn sogar zu 85 Prozent.

Unser Körper braucht genug Flüssigkeit, um Sauerstoff, Nährstoffe, Vitamine und Mineralstoffe zu den Organen zu transportieren und schädliche Stoffe zum Entgiften zur Leber und zu den Nieren zu befördern. Wenn du beim Abnehmen zu wenig trinkst, können die beim Fettabbau freigesetzten Schadstoffe, die im Bindegewebe zwischengelagert waren, nicht neutralisiert und ausgeschieden werden. Die Niere schickt sie dann wieder in den Blutkreislauf zurück.

Beim Abnehmen zu wenig zu trinken, ist so, als würdest du deine Wäsche mit viel zu wenig Wasser waschen. Waschpulver und Schmutz blieben in den Fasern hängen und das Ergebnis wäre eine einzige Schmiererei. Oder stell dir vor, wie ineffektiv es wäre, wenn du für die gesamte Fläche deines Hauses nur einen kleinen Eimer Putzwasser benutzen würdest. Sauberer würden die Böden vermutlich nicht werden.

> Ein Glas Wasser wirkt auf das Gehirn wie eine frische Dusche.

- Genug Wasser trinken verbessert die Funktion des Stoffwechsels.
- Du brauchst Wasser für die Hormonproduktion.
- Wasser dient als Puffer in den Gelenkspalten und Bandscheiben und somit auch als Stoßdämpfer für die Wirbelsäule.

- Für die Regulation der Körpertemperatur benötigen wir Wasser. Wenn du beim Abnehmen leicht frierst, könnte es sein, dass du einfach mehr trinken solltest.
- Du brauchst Wasser für dein Denkvermögen. Schon ein Wassermangel von 2 % kann das Kurzzeitgedächtnis erheblich beeinträchtigen.
- Genug trinken spült die Nieren durch, beugt Kopfschmerzen vor und sorgt für eine pralle Haut.

Es gibt einfach kein wichtigeres Lebens- und Gesundheitsmittel als Wasser! Genügend Flüssigkeit macht wach, schlau, fit und schön und ist für den Stoffwechsel ein bisschen wie Joggen von innen.

Wir essen, statt zu trinken
Für unser Gehirn ist es schwierig, zwischen Hunger und Durst zu unterscheiden, weil beide Faktoren ein Bedürfnis nach mehr Energie sind. Deshalb wird Durst so leicht mit Hunger verwechselt, und wir greifen automatisch zum Essen, statt uns »zu wässern«.

Vielleicht kennst du diesen Witz: Sagt eine Frau zu ihrer Freundin: »Ich bin so zerstreut. Da bin ich in der Nacht aufgestanden, um ein Glas Wasser zu trinken, und hab aus Versehen den Käsekuchen aufgegessen.« Ganz sicher war sie nur dehydriert.

Wie viel ist genug?
Trink mindestens zwei bis drei Liter am Tag, am besten Wasser pur. Je größer und schwerer du bist, desto mehr Flüssigkeit brauchst du. Je weniger du isst, desto mehr Flüssigkeit braucht dein Körper, weil dir der Wassergehalt aus der Nahrung fehlt.

Je früher, desto besser
Je früher du morgens mit dem Trinken anfängst, desto leichter kommst du auf die Mindestmenge von 2–3 Litern. Reines Wasser ist eine Wohltat für den Körper.

VERÄNDERN

Spritzige Trinktipps

- Gewöhn dir an, immer eine Flasche Wasser dabeizuhaben.
- Deponiere eine Flasche griffbereit im Auto. Ist die Fahrt zu Ende, muss sie leer sein.
- Füll dir morgens deine Tagesration ab und nimm sie mit, wenn du unterwegs bist.
- Setz dich abends mit der Wasserflasche auf dem Schoß auf die Couch. Geh erst ins Bett, wenn dein Soll erfüllt ist. Ja, es wäre besser gewesen, du hättest früher angefangen!
- Finde heraus, ob du besser aus der Flasche oder aus einem Glas trinkst.

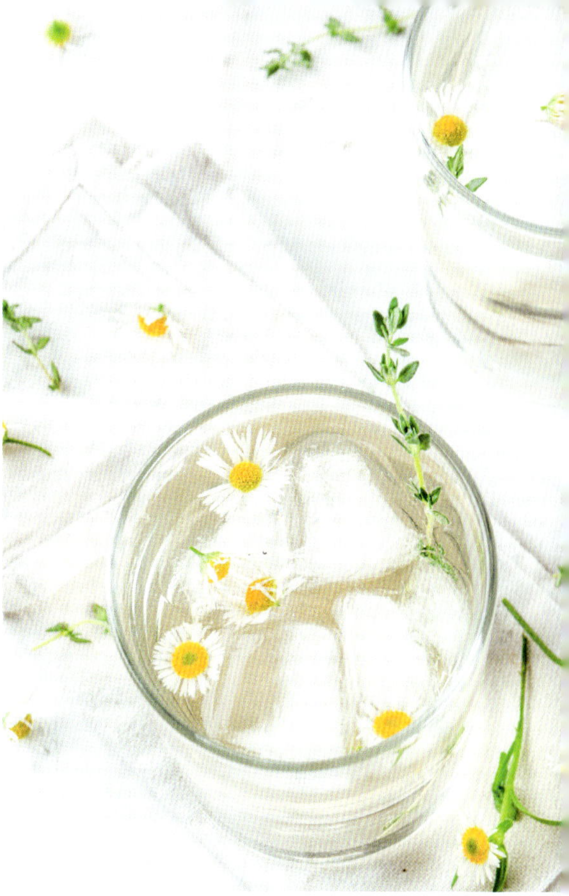

- Bei Flaschen mit weitem Rand kannst du größere Schlucke trinken.
- Ein besonders großes oder kleines Glas, ein neues schönes Glas – finde heraus, was dich am meisten zum Trinken animiert.
- Ein Spritzer Zitrone gibt dem Wasser eine fruchtig-frische Note.
- Füll morgens eine schöne Glaskaraffe mit Leitungswasser und aromatisiere es: Ingwer und einige Zitronenscheiben, Gurkenstücke und etwas Zitronenmelisse, ein kleines Stück Melone, eine Erdbeere, ein Stück Pfirsich, Granatapfelkerne, ein paar Blätter Minze. Stell das Wasser kühl. Bereits nach einer Stunde hat es das Aroma angenommen.
- Gieße heißes Wasser über einige Scheiben frischen Ingwer und lass es einige Minuten ziehen. Das Wasser schmeckt dann angenehm scharf. Es gibt zahlreiche Versionen von Ingwerwasser oder Ingwertee; ihnen werden viele gesundheitsfördernde Eigenschaften nachgesagt. Kalorien hat das angereicherte Wasser nicht.
- Verfeinere dein Leitungswasser mit Blüten, entsprechend der Jahreszeit. Gänseblümchen, Löwenzahnblüten, Zitronenmelisse oder Kresse sehen nicht nur dekorativ aus, sondern geben sogar Mineralstoffe an das Wasser ab.
- Stilles Wasser trinkt sich leichter als Wasser mit viel Kohlensäure.
- Wenn ein Mineralwasser einen hohen Kalziumgehalt aufweist, tust du gleichzeitig deinen Knochen und Zähnen etwas Gutes.
- Leitungswasser lässt sich gut trinken und ist immer vorhanden. Es ist das Lebensmittel, das am besten kontrolliert wird, und schneidet im Vergleich zu Mineralwasser aus dem Handel oft besser ab.
- »Schmeckt nicht«, gibt's nicht! Probier so lange, bis du dein Lieblingswasser gefunden hast.
- Im Winter stärkt eine heiße Zitrone deine Abwehrkräfte. Übergieß dafür den Saft einer ausgepressten Zitrone mit heißem Wasser und füge bei Bedarf etwas Stevia oder Süßstoff dazu.

- Statt beim Mittagessenkochen zu naschen, gieß dir etwas Gemüse- oder Kartoffelwasser in einen Becher und gib eine Messerspitze Kräutersalz dazu. Das Kochwasser enthält viel Kalium. So eine heiße Brühe hat einen dreifach positiven Effekt: Sie bremst den Hunger, verhindert, dass du beim Essenkochen probierst, und schon hast du wieder 200 ml getrunken.
- Gerade in der kalten Jahreszeit ist Tee eine schöne Abwechslung. Wenn du ihn nicht ungesüßt magst, kann etwas Süßstoff helfen. *Lebe leichter* empfiehlt allerdings, Süßstoffe immer mehr ausschleichen zu lassen, weil die Geschmacksnerven dadurch abstumpfen. Oft wird der Eigengeschmack des betreffenden Lebens- oder Genussmittels gar nicht mehr richtig wahrgenommen.
- Du hast zu viel gegessen? Trink, um das Völlegefühl loszuwerden.
- Es geht dir schlecht? Trinken spült den ganzen Körper durch und tut jedem Organ gut.
- Viel Wasser trinken ist so, als ob ein Zug mit vielen leeren Waggons durch den Körper rauschen und auf dem zügigen Weg nach draußen gleich mal die Abbauprodukte des Stoffwechsels mit hinauskarren würde.
- Motiviert dich diese Vorstellung ebenfalls, dir immer öfter ein Glas oder Tässchen zu gönnen? Heiß, kalt, aus der Leitung, aus der Flasche – Hauptsache, du findest deinen Weg. Ist für die Verdauung wie Joggen von innen. Ein weiterer sportlicher Effekt: Du musst öfter mal zum gewissen Örtchen laufen.

Zwischendurch trinken, statt zwischendurch zu essen

Bevor du zwischen den Mahlzeiten zu etwas Essbarem greifst, frag dich: Habe ich wirklich Hunger? Oder brauche ich einfach etwas zu trinken?

Eine Studie der Universität Washington ergab, dass ein Glas Wasser das Hungergefühl bei fast allen Probanden besänftigen konnte. Ein Glas Wasser eine halbe Stunde vor der Mahlzeit kann den Heißhunger ausbremsen und dir helfen, mit der Tellerportion zufrieden zu sein.

Bei der Mahlzeit erst mal in Ruhe kauen, statt gleich alles runterzuspülen

Trink während der Mahlzeit nur mäßig, besonders, wenn du ein Schnell-Esser bist. Besser ist es, kurz vor und dann wieder nach der Mahlzeit reichlich zu trinken. Warum?

Die Vorverdauung beginnt bereits im Mund – und zwar durch langes und sorgfältiges Kauen. Trinkst du während des Essens viel, passiert es eher, dass große Bissen mit reichlich Flüssigkeit einfach runtergespült werden, ohne gründlich vorgekaut zu sein.

Also Frühstück ohne Kaffee? Ein schönes Essen ohne ein Getränk? Das meinen wir nicht! *Lebe leichter* stellt hier keine neue Regel auf. Wir wollen dich höchstens darauf aufmerksam machen, wie wichtig der Kauprozess bei der Mahlzeit ist. Dass Wassertrinken während der Mahlzeit die Magensäure verdünnt, ist wissenschaftlich nicht haltbar.

Beates Geheimtipp: Heißes Wasser

»Blankes Wasser krieg ich nicht runter.« Meine neuen *Lebe-leichter*-Teilnehmer schütteln sich kollektiv, wenn ich ihnen in der ersten Woche erzähle, wie positiv es sich auf ihre Gesundheit und insbesondere auf ihre Verdauung auswirkt, morgens ein Glas heißes Wasser zu trinken. Auch wenn ich morgens selbst gerne einen guten Kaffee trinke und immer wieder neue Teesorten ausprobiere – mein Favorit und gleichzeitig mein Geheimtipp ist heißes Wasser.

Zeitgleich mit dem Aufsetzen des Kaffees fürs Frühstück schalte ich den Heißwasserkocher ein und trinke vor dem Frühstück einen Becher möglichst heißes Wasser. Warum heiß? Heißes Wasser passiert den von der langen Nacht leeren Magen sofort. Es wirkt im Darm wie ein Durchputzer und kurbelt so die Verdauung an.

Heißes Wasser ist außerdem der beste Simplify-Tipp gegen Durst, Kopfweh, Heiserkeit, aufkommende Erkältung, schlechte Laune … Na ja, jetzt übertreibe ich ein bisschen, aber auf jeden Fall schmeckt es angenehm nach nichts, und zwar immer gleich.

Neulich habe ich vom Einkaufen eine neue Kaffeesorte mitgebracht, die mir nicht besonders schmeckt, die ich aber trotzdem »zu Ende« trinken werde. Und vor zwei Wochen habe ich in einem Restaurant einen Tee bestellt, den ich dann absolut nicht mochte. Heißes Wasser schmeckt immer gleich. Wie Tee ohne Tee. Und erfüllt seinen Zweck: Es löscht den Durst und tut dem Magen und dem Darm gut.

Erfahrungsbericht

Linda nahm im Frühjahr 2017 an einem *Lebe-leichter*-Kurs teil. Seit dem Einstieg ins Berufsleben hatte sie schleichend zugenommen und wusste gar nicht so richtig, warum. Gut, nach anstrengenden Arbeitstagen hatte sie sich an der Tankstelle öfter eine Packung Gummibärchen gegönnt, als Belohnung und für die Heimfahrt. Zu Hause angekommen, war die Tüte dann meistens leer.

Bisher hatte sie sich einfach nicht so viele Gedanken gemacht, welche Auswirkungen nebenbei gegessene Süßigkeiten auf ihr Gewicht hatten.

Der Zuckervergleich mit aufgebauten Zuckerwürfeln in ihrem *Lebe-leichter*-Kurs rüttelte sie wach. Enthielt eine 200-g-Tüte Gummibärchen umgerechnet wirklich 49 Stück Würfelzucker?

Seit diesem Aha-Erlebnis hat Linda ihr Auto zur essfreien Zone erklärt und dafür gesorgt, dass sie auf der Fahrt immer eine Wasserflasche dabeihat. Nach einem halben Jahr Üben, ein paar klitzekleinen Ausrutschern und 10 Kilo weniger schmunzelt sie inzwischen, wenn sie sich die Würfelzuckerreihe auf ihrem Armaturenbrett vorstellt. Sie ist zufrieden mit der Wasserflasche und 10 Kilo weniger fühlen sich einfach großartig an. Und sie hat festgestellt, dass Süßigkeiten sie müde machen, während Wassertrinken bewirkt, dass sie sich frischer und wacher fühlt.

VERTIEFEN

Wasser ist und bleibt das Getränk Nr. 1. Möchtest du zwischendurch einfach mal eine Abwechslung, ist dagegen nichts einzuwenden. Hauptsache, die Getränke zwischen den Mahlzeiten sind kalorienfrei. Und Hauptsache, du trinkst mehr Wasser als andere Getränke.

Lightgetränke

Lightgetränke sind mit vielen künstlichen Aromen und Süßstoffen versehen, und auch wenn sie fast keine Kalorien haben, sind sie für den Körper keine reine Erholung, denn die Nieren müssen sich trotzdem um die enthaltenen Stoffe kümmern. Entscheide selbst: Wenn ein Lightgetränk 0–2 Kalorie pro 100 ml hat, darfst du auch zwischen den Mahlzeiten ein Glas davon trinken.

Immer wieder berichten uns jedoch *Lebe-leichter*-Teilnehmer, dass sie schneller Hunger bekommen, wenn sie Lightgetränke zu sich genommen haben. Prüf selbst, wie Lightgetränke sich bei dir auswirken.

Kalorienhaltige Getränke

Grundsätzlich solltest du zwischen den Mahlzeiten keine kalorienhaltigen Getränke zu dir nehmen. Das betrifft Säfte, Isogetränke, aromatisiertes Wasser und natürlich auch Saftschorlen. Auch verdünnt enthält eine Saftschorle noch Fruchtzucker, den dein Körper verstoffwechseln muss: Er schüttet Insulin aus, um den angestiegenen Blutzuckerspiegel wieder zu senken. Die Blutzuckerschwankungen können wiederum Heißhunger auslösen, der fürs Abnehmen nicht günstig ist.

Gewöhn dir am besten an, immer auf die Zutatenliste und den Energiegehalt zu schauen. Beträgt er mehr als 2 Kalorie pro 100 ml, eignet sich das Getränk nicht für zwischendurch.

Wie viel Kaffee zählt zur Trinkmenge?

Drei bis vier Tassen Kaffee können durchaus zur gewünschten Gesamtmenge von 2–3 Litern beitragen.

Milch im Kaffee?

Dass der Kaffee für zwischendurch keinen Zucker enthalten sollte, ist klar. Auch »wenig Milch« im Kaffee ist bereits ein Zugeständnis an die *Lebe-leichter*-Teilnehmer, denn eigentlich möchtest du dem Magen ja zwischen den Mahlzeiten eine Pause gönnen.

Milch ist ein kalorienreiches Getränk, das durchaus den Blutzuckerspiegel anheben kann. Sicher kennst du die Kaffeesahnedöschen, die man im Café zu seinem Kaffee bekommt. Sie enthalten 7,5 g Milch. Das ist ein gutes Maß für die Milch in deiner Tasse Kaffee.

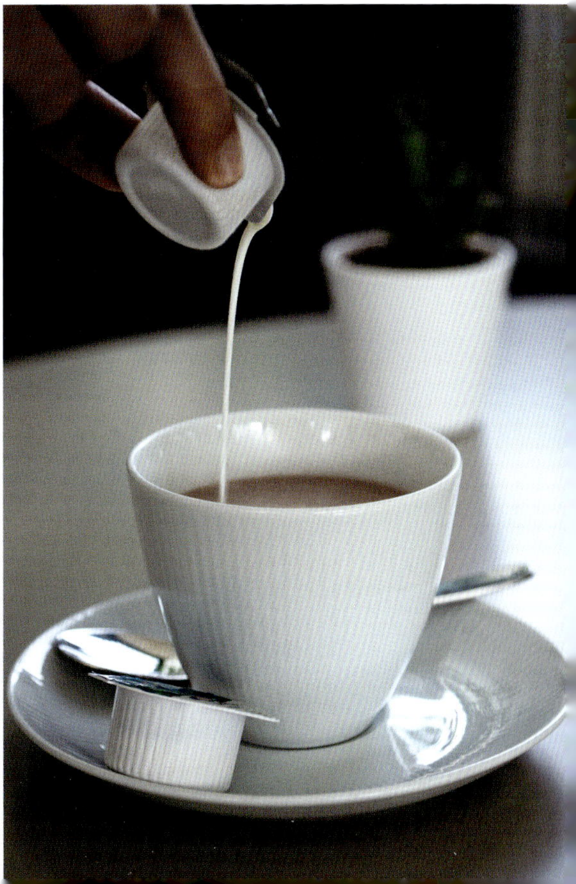

Milchkaffees, Cappuccinos und Latte macchiatos zwischen den Mahlzeiten gelten als Maxi.

Welche Regeln gelten im Umgang mit Alkohol?

Zweimal in der Woche sind ein bis zwei Gläser Alkohol erlaubt. Wird ein Glas Alkohol zur Mahlzeit getrunken, gilt das nicht als Maxi, wohl aber als das erste der beiden erlaubten Male Alkohol.

Wird zwischen den Mahlzeiten Alkohol getrunken, ist es immer ein Maxi, eine Ausnahme von der Drei-Mahlzeiten-Regel.

Alkoholfreies Bier außerhalb der Mahlzeit fällt natürlich nicht unter die Kategorie »Alkoholische Getränke«, ist aber außerhalb der Mahlzeit trotzdem ein Maxi, da es keineswegs kalorienfrei ist.

Richtig trinken kann man lernen.

Kleine Unterschiede – große Wirkung

Carsten hat morgens keinen Hunger. Er nimmt einen Liter Cola mit auf den Weg zur Arbeit und trinkt die Flasche meist noch im Auto leer. Ein Liter Cola hat 380 Kalorien.

Phillip frühstückt, aber er trinkt grundsätzlich nur schwarzen Kaffee.
380 Kalorien an Getränken gespart.

Carsten holt sich im Laufe des Vormittags eine 500-ml-Flasche Limo. Sie hat 200 kcal.

Phillip trinkt vormittags nur zwei Becher Tee ohne Zucker. Er spart 200 Kalorien.

Zum Mittagessen trinkt Carsten eine 0,5-Liter-Flasche alkoholfreies Bier. Sie hat 225 Kalorien. Nach dem Essen gönnt er sich einen Cappuccino mit 110 Kalorien.

Phillip trinkt zum Mittagessen einen halben Liter Wasser. Danach gönnt er sich noch eine Tasse schwarzen Kaffee. Allein durch seine Getränkeauswahl spart er 335 Kalorien.

Carsten überbrückt sein Nachmittagstief mit 250 ml Orangensaft. »Ohne Zucker« steht auf der Packung. Aber das Glas Saft hat trotzdem 110 Kalorien.

Phillip trinkt nachmittags Wasser und Tee. Er spart 110 Kalorien.

Carsten gönnt sich zum Feierabend eine 0,5-Liter-Flasche Bier. Sie hat 210 Kalorien.

Phillip gönnt sich auch zwei Mal in der Woche eine 0,3-Liter-Flasche. Die etwas kleinere Flasche hat 140 Kalorien. Er achtet darauf, nicht öfter als zwei Mal in der Woche Alkohol zu trinken.

Rund 1235 Kalorien spart Phillip auch an den Tagen, an denen er sich abends ein Bierchen gönnt.

Brain Clicks

Etwas Richtiges zu wissen, ist das eine, es auch zu tun, ist das andere! Brain Clicks (Gedächtnisklicks) nennt *Lebe leichter* die Eselsbrücken, die du dir bauen kannst, um neue Gewohnheiten zu etablieren. Mehr zu trinken, soll für dich selbstverständlich werden. Zu diesem Zweck könntest du ein paar unserer Eselsbrücken ausprobieren. Oder du machst dir deine eigenen:

- Noch morgens im Bad trinke ich zwei Gläser Wasser – klick.
- Beim morgendlichen Kaffee- oder Teekochen trinke ich ein Glas Wasser – klick.
- Bevor ich mich an den Schreibtisch setze, stelle ich mir ein Glas Wasser bereit – klick.
- Eine halbe Stunde vor der Mahlzeit trinke ich ein großes Glas Wasser – klick.
- Beim Autofahren trinke ich möglichst einen halben Liter Wasser – klick.
- Wenn ich nach Hause komme, trinke ich zuallererst ein Glas Wasser – klick.
- Nachmittags trinke ich einen oder mehrere Becher Tee – klick.
- Abends auf der Couch beim Entspannen trinke ich zwei Becher Tee – klick.
- Nach dem Fertigmachen fürs Bett trinke ich ein letztes Glas Wasser – klick.

WOCHENZIEL

Übe Brain Clicks ein, um täglich auf 2–3 Liter Flüssigkeit zu kommen.

FRAGEN ZUM WEITERDENKEN

Welche Getränke strapazieren dein Kalorienbudget?

Wie kannst du dir schmackhafte kalorienfreie Getränke für zwischendurch zubereiten?

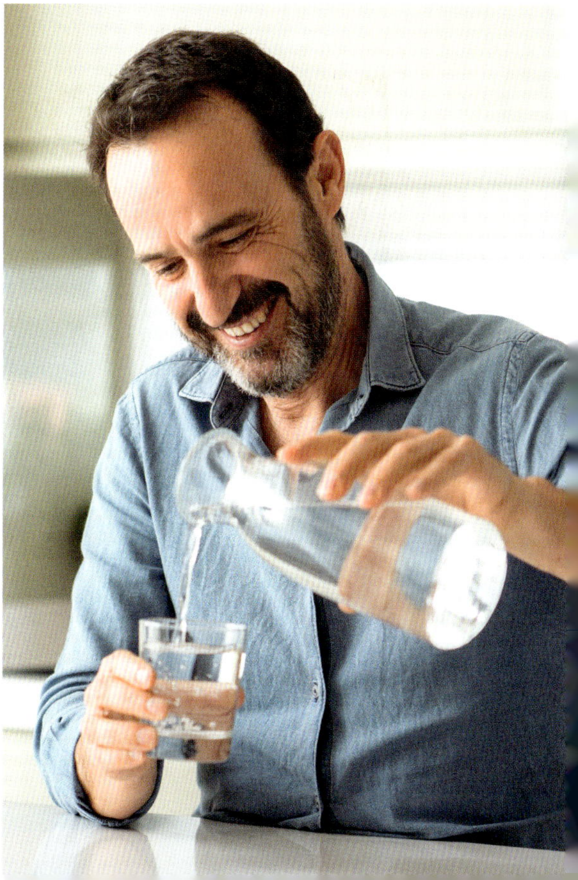

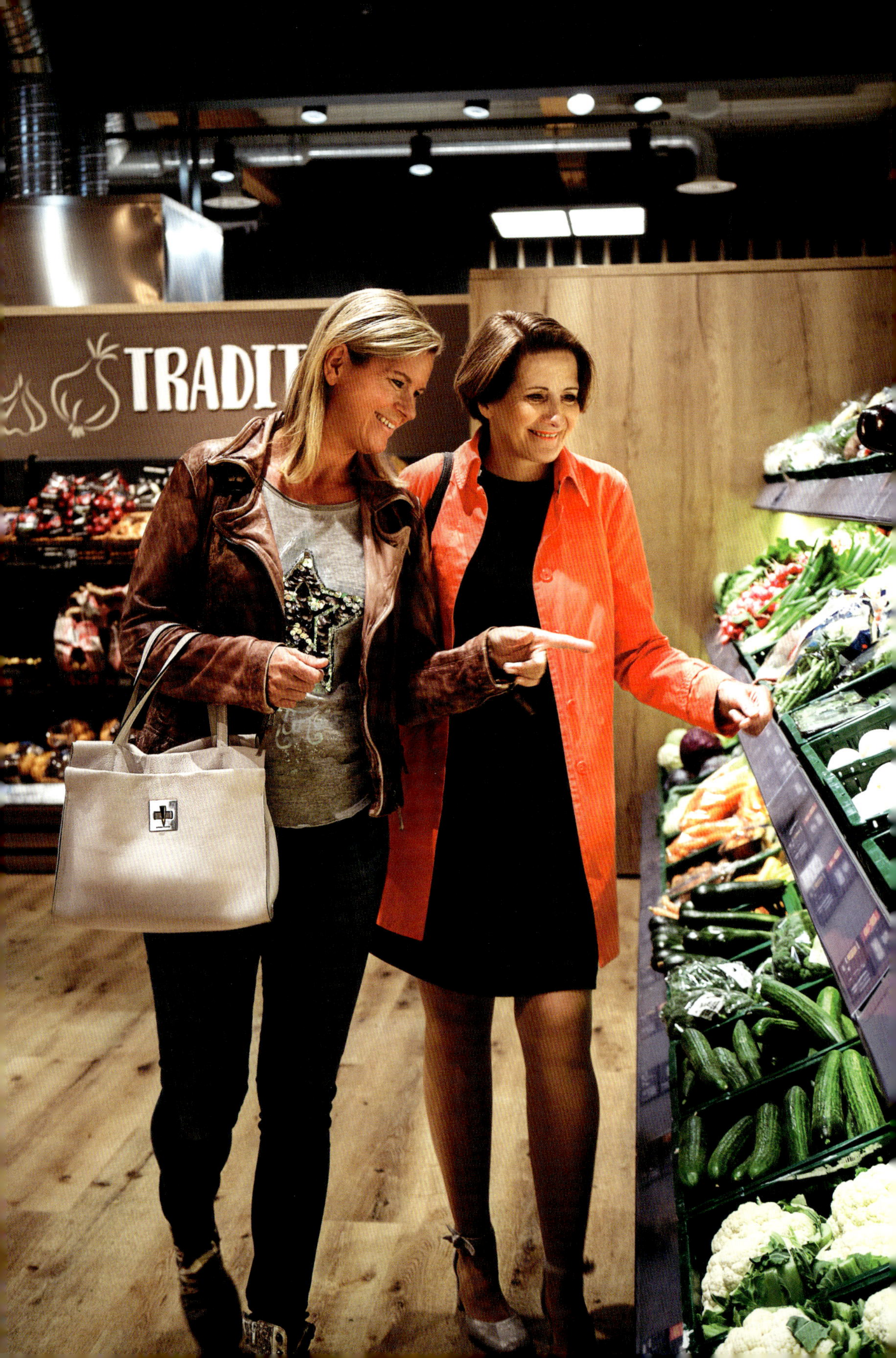
TRADIT

7 LEBE VERÄNDERT

Je mehr gute Gewohnheiten du hast, desto leichter wirst du leichter.

VERSTEHEN

Gute Gewohnheiten zu erlernen, ist am Anfang schwer. Später machen sie jedoch alles leichter. Das Ziel sollte also nicht nur sein, möglichst schnell möglichst viel abzunehmen, sondern auch, dir so viele gute Lebens- und Ernährungsgewohnheiten anzueignen wie irgend möglich.

Am Anfang steht das Erkennen: »Hier liegt meine Schwachstelle. Diese Angewohnheit ist der Grund, warum ich immer wieder zunehme.« Und dann kommt die Entscheidung: »Ja, das will ich lernen.« Oder: »Nein, dieses Verhalten will ich künftig lassen.«

Weißt du noch, wie oft du als Kind ans Zähneputzen erinnert wurdest? Die meisten von uns täglich, und das über Jahre, bis wir es selbstständig taten. Eine gute Gewohnheit. Fragst du dich heute immer noch: »Putz ich mir die Zähne oder lasse ich es?« Bestimmt nicht.

Dieselbe Automatisierung hast du beim Autofahren erlebt, falls du regelmäßig fährst. Du überlegst nicht, wie du den Gang einlegst, Gas gibst, bremst. Nach tausendfacher Wiederholung sind die Abläufe als Gewohnheiten abgespeichert. Und die laufen abgekoppelt von unserem bewussten Denken wie von selbst. Das gilt für die guten Gewohnheiten genauso wie für die schlechten.

Schlechte Gewohnheiten durchschauen

Wir essen häufig nicht nur, um satt zu werden, sondern stillen mit dem Essen auch noch eine ganze Reihe emotionaler Bedürfnisse. Diese emotionalen Bedürfnisse zu erkennen und sie auf andere Weise zu stillen als mit Essen, wird immer wieder eine Herausforderung sein. Auch dann, wenn du bereits dein Wunschgewicht erreicht hast und es halten möchtest.

Manche Gewohnheiten sind allerdings entstanden, ohne dass ein emotionaler Grund dahintersteckt: Vielleicht hast du die Angewohnheit, dich nach dem Einkaufen mit einer Süßigkeit zu belohnen. Oder du nimmst an der Tankstelle grundsätzlich einen Snack mit. Beim Nachhausekommen ist dein erster Gang an den Kühlschrank. In der Mittagspause holst du dir immer ein süßes Teilchen

vom Bäcker. Du isst beim Lesen, beim Fernsehen, am Computer oder während du das Mittagessen kochst.
Zur Tasse Kaffee am Nachmittag gönnst du dir ein Stück Kuchen.

All das sind Angewohnheiten, die an sich nicht verkehrt sind, die sich aber im Laufe der Jahre auf die Hüfte legen.
Du merkst fast nicht, ob und dass du isst.
Es läuft automatisch ab, ohne dass es dir bewusst ist.

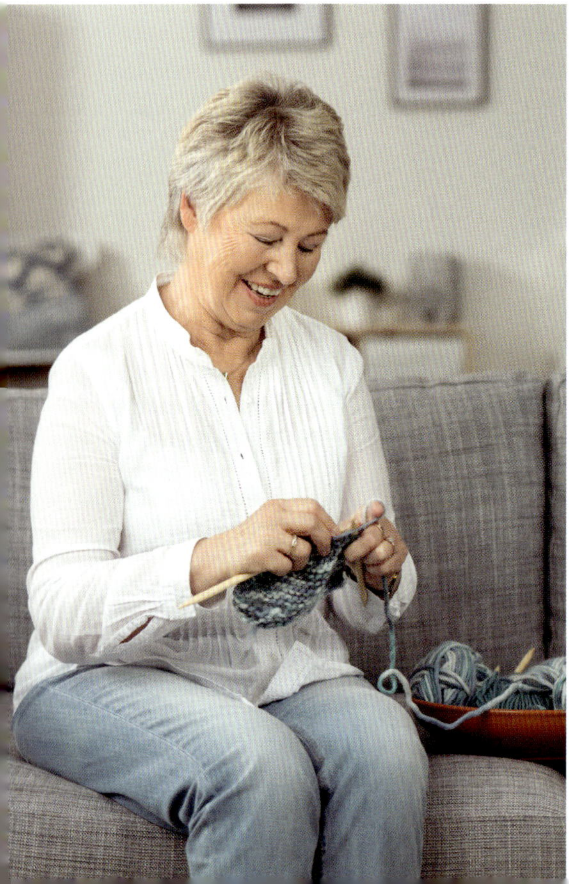

Wie kannst du schlechte Gewohnheiten ablegen und gute neue erlernen?

Es gibt zwei Möglichkeiten, Gewohnheiten zu durchbrechen. Entweder du beendest mit Disziplin und dem Blick auf das, was du erreichen möchtest, deine Angewohnheit, oder du findest eine Alternative. Wenn du zum Beispiel abends vor dem Fernseher nichts mehr essen möchtest, kannst du stattdessen handarbeiten. Oder du holst deinen Heimtrainer ins Wohnzimmer und absolvierst nebenbei dein Training. Möchtest du allerdings beim Lesen oder am Computer nicht mehr essen, musst du ohne Alternative darauf verzichten.

Um dein Wunschgewicht zu erreichen, ist gerade in den Anfangswochen oftmals Disziplin gefragt, um nicht in die alten Gewohnheiten zurückzufallen.

Gewohnheiten werden erlernt, nicht vererbt.

Die fünf *Lebe-leichter-*Gewohnheiten

Genieß einen Teller mit dem, was dir schmeckt

Vielleicht warst du bisher ein Schnell-Esser, der den ersten Teller schon nach fünf Minuten leer hatte.

Es dauert ungefähr 20 Minuten, bis die Sättigung einsetzt – und bis dahin hast du dir schon längst nachgenommen.

Wenn du nun weißt, dass du nur einen Teller zur Verfügung hast, kannst du üben, langsam und mit Genuss zu essen. Sag dir: Ein Teller reicht. Versuch, die Mahlzeit als Letzter zu beenden. Zelebriere deine Mahlzeit. Gönn dir das Beste.

Am zufriedensten machen Mahlzeiten, die möglichst viele Geschmacksknospen ansprechen: süß, sauer, salzig, bitter, scharf, umami. Und wir mögen es zwar knusprig, aber auch sahnig, cremig. Die Zähne wollen etwas zu beißen, die Lippen wollen fühlen. Es soll dir richtig gut schmecken. Und denk dran, dass auch deine Augen mitessen.

Zwischen den Mahlzeiten ist Esspause

Diese neue gute Gewohnheit solltest du in den ersten Wochen ganz besonders intensiv einüben: Nichts zwischen Frühstück und Mittagessen. Nichts zwischen Mittag- und Abendessen. Nichts nach dem Abendessen. Auch kein Obst, keine Rohkost, kein Joghurt, keine Getränke, die Kalorien enthalten.

Gerade die Drei-Mahlzeiten-Regelung von *Lebe leichter* hilft sehr wirksam, die alten Verhaltensmuster zu durchbrechen. Um gesund und leistungsfähig zu sein, brauchst du keine Zwischenmahlzeiten. Schließ aus eigener Einsicht das Zwischendurchessen aus. Durchbrich die alte Gewohnheit des Dauergrasens und genieß es, deinem Magen zwischendurch Pausen zu gönnen.

Viel trinken statt viel essen

Viel trinken ist ja die Hauptbotschaft des letzten Kapitels gewesen. Wenig zu trinken, ist eine schlechte Gewohnheit. Täglich 2–3 Liter zu trinken, am besten viel Wasser, ist eine gute Gewohnheit. Hast du dir in der letzten Woche Brain Clicks überlegt, um das Trinken zu automatisieren? Lies dir das Kapitel noch mal durch. Nutze den *Lebe-leichter*-Planer, um zu protokollieren, wie viel du am Tag getrunken hast. So lange, bis es zur guten Gewohnheit geworden ist.

Umgang mit den Ausnahmen

Zweimal in der Woche ist ein Maxi, eine Ausnahme von der Drei-Mahlzeiten-Regel gestattet. Scherzhaft sagen wir in den Kursen: »Nicht zwei Ausnahmen am Tag, sondern in der Woche!« So wie nicht jeder Tag Sonntag ist, sollte es auch nicht jeden Tag Ausnahmen geben.

Eine klare Regel. Je genauer du dich in den ersten Wochen daran hältst, desto schneller nimmst du ab und desto leichter spielen sich die neuen Gewohnheiten mit den Esspausen ein. Die zwei Maxis erhöhen die Flexibilität des Programms. Du musst die Ausnahmen aber nicht machen. Es ist leichter, im Rhythmus zu bleiben, als nach einer Ausnahme wieder in den Rhythmus zu kommen.

Beweg dich täglich eine halbe Stunde
Für einen richtig Sportbegeisterten gibt es nichts Schlimmeres, als den ganzen Tag herumzusitzen. Er ist halt die Bewegung gewohnt; sonst fehlt ihm was. Tja, und für eine Couch-Potato ist schon der Gedanke an Bewegung anstrengend. Sie ist es ja auch nicht gewohnt.

Lebe leichter möchte dich motivieren, dich täglich mindestens eine halbe Stunde zu bewegen. Mit jedem Tag, an dem du in die neue Gewohnheit investierst, stärkst du den Gewohnheitsmuskel. Am besten wäre es natürlich an der frischen Luft. Der *Lebe-leichter*-Planer hilft dir, den Überblick zu behalten. Dort kannst du deine Bewegungsvorsätze dokumentieren und weißt so, wann du dich wie lange bewegt hast.

Erfahrungsbericht von *Lebe-leichter*-Coach Margit Swientek

Dass Bewegung zum gesunden Lebensstil und zu einer guten Abnahme dazugehört, wusste ich zwar schon immer, blieb aber vor *Lebe leichter* nur halbherzig dran. Durch die Teilnahme an einem *Lebe-leichter*-Kurs wuchs dann meine Motivation, mich zu bewegen. Zwar waren die anfänglichen Joggingrunden sehr mühsam: keine Kondition, kurzer Atem, tagelang Muskelkater in den Beinen. Doch es hat sich gelohnt!

Ich hätte nicht geglaubt, dass es ein so einfaches Konzept gibt, mit dem ich langsam, aber kontinuierlich in sechs Monaten 10 Kilo abnehmen und gleichzeitig meine Persönlichkeit weiterentwickeln kann. Damit ist für mich ein lang gehegter Wunsch in Erfüllung gegangen. Seitdem halte ich bis auf kleine Schwankungen mein Gewicht. Diese Nachhaltigkeit ist für mich der noch entscheidendere Mehrwert. Durch *Lebe leichter* habe ich es geschafft, aus dem Hamsterrad des ewigen Ab- und Zunehmens auszusteigen. Den gewonnenen Freiraum nutze ich, um in anderen Bereichen kreativ zu werden und meine Erfahrungen weiterzugeben.

Heute laufe ich fast täglich. Wenn es kalt ist, gehe ich warm eingepackt meine Walkingrunden, bei Plustemperaturen sind die Laufschuhe meine Begleiter. Die passen in jede Reisetasche und jeden Kofferraum. Wenn ich heute die Natur genieße, denke ich daran, was mir früher entgangen ist. Bewegung im Freien bewirkt weit mehr als körperliche Fitness. Beim Laufen kommen die Gedanken in Bewegung, werden angeschaut, sortiert und neu geordnet. Das gibt mir Ausgeglichenheit und inneren Frieden. Und das wünsche ich dir auch!

Zu lohnenden Zielen gibt es keine Abkürzung.

Geduld

Um wieder den richtigen Umgang mit Essen zu erlernen, ist Geduld gefragt. Du wirst einige alte Gewohnheiten ablegen und durch neue, gute Gewohnheiten ersetzen müssen, die dich deinem Ziel näher bringen.

Überleg mal, wie lange du die alten Muster schon praktizierst. Ein paar Wochen? Monate? Oder sind es schon Jahre? Wie lange wird es dauern, das alles umzustellen? Sicher nicht nur zwei Wochen. Hab Geduld mit dir, wenn es nicht beim ersten Mal klappt.

Wer eine Veränderung will, muss sie bewusst herbeiführen.

Ehrlichkeit

Beim Abnehmen ist Ehrlichkeit gefragt: Du entscheidest, wie genau du dich an das Konzept hältst, ob du mehr Ausnahmen möchtest und dafür langsamer abnimmst oder ob es schnell gehen soll.

Du entscheidest auch über deinen Umgang mit Süßigkeiten, Kuchen, Snacks, Eis und Fast Food. In Maßen genossen, ist Süßes erlaubt. Unsere Erfahrung ist aber, dass gerade der Umgang mit Süßigkeiten immer wieder zu Abnahmeeinbußen führt.

Wenn du gerade merkst, dass es die Süßigkeiten sind, die dir ständig zum Verhängnis werden, weil du einfach nicht aufhören kannst, sobald du einmal angefangen hast, dann zeugt es von Achtsamkeit dir selbst gegenüber, wenn du dir hier eine gute Strategie überlegst!

Die »Nein, danke!«-Strategie

Wenn deine Bekannte, Mutter, Freundin dir das nächste Mal Kuchen mitgeben will, sag: »Nein, danke!« Wenn der Tankwart fragt, ob es sonst noch was sein darf, sag: »Nein, danke!« Wenn dein Freund den Pizzadienst ruft, geh kurz in die Küche, mach dir einen schicken Salat und sag: »Für mich nicht. Ich hab noch genug da, was mir schmeckt.« So einfach kann das sein. Und kauf nichts ein, dem du zu Hause nicht widerstehen kannst. Durch gute Gewohnheiten beim Einkaufen brauchst du manche Kämpfe zu Hause gar nicht erst auszufechten.

VERÄNDERN

Wie sieht es bei dir mit den Gewohnheiten aus, die du schon hast, seit du zurückdenken kannst, und die dir das

Abnehmen erschweren? Wichtig ist, erst mal zu erkennen, welche Gewohnheit du verändern willst, und dann fang an zu üben. Das Schöne an diesem Prozess ist: Je mehr gute Gewohnheiten du hast, desto schwächer werden die schlechten.

Gewohnheitencheck: Schlechte Gewohnheit versus *Lebe leichter*

Schlechte Gewohnheit	***Lebe Leichter***
Zwischen den Mahlzeiten dauergrasen	Zwischen den Mahlzeiten nichts essen
Zu große Portionen. Immer Nachschlag. Den Magen ständig überdehnen	1 Teller mit 1/3 Gemüse
Beim Kochen zu viel probieren	Erst bei der Mahlzeit mit dem Essen beginnen
Kein Obst und Gemüse zur Mahlzeit	1/3 Obst oder Gemüse auf jedem Teller
Schnelles Essen	Langsam essen. Gut kauen. Die Mahlzeit mit allen Sinnen genießen
Zu späte und üppige Abendmahlzeiten	1 Teller – entweder der Essteller oder der kleine Teller, danach Esspause
Der Gang an den Kühlschrank beim Nachhausekommen	Beim Nachhausekommen ein Glas Wasser, Tee oder Kaffee trinken
Viel Alkohol, gesüßte Getränke, Zucker im Kaffee oder Tee, Cappuccinos o. Ä.	Zwischen den Mahlzeiten nur kalorienfreie Getränke
In Gesellschaft zu viel essen, einfach, weil es angeboten wird	Gute Planung, wie du die Maxis einsetzen willst
Die Reste aufessen: vom Teller, in der Schüssel, das letzte Stück Kuchen, die letzte Rippe Schokolade oder die restlichen Chips in der Tüte.	Reste wegräumen, für eine andere Mahlzeit einplanen, einfrieren
Nebenbei essen: beim Fernsehschauen, am Computer, beim Autofahren, beim Lesen, im Kino. Unterwegs Kleinigkeiten beim Bäcker kaufen	Mahlzeiten bewusst und ohne Ablenkung genießen
Keine Bewegung	Eine halbe Stunde Bewegung am Tag
Einkaufen ohne Plan und hungrig	Einkaufen mit Liste für geplante Mahlzeiten

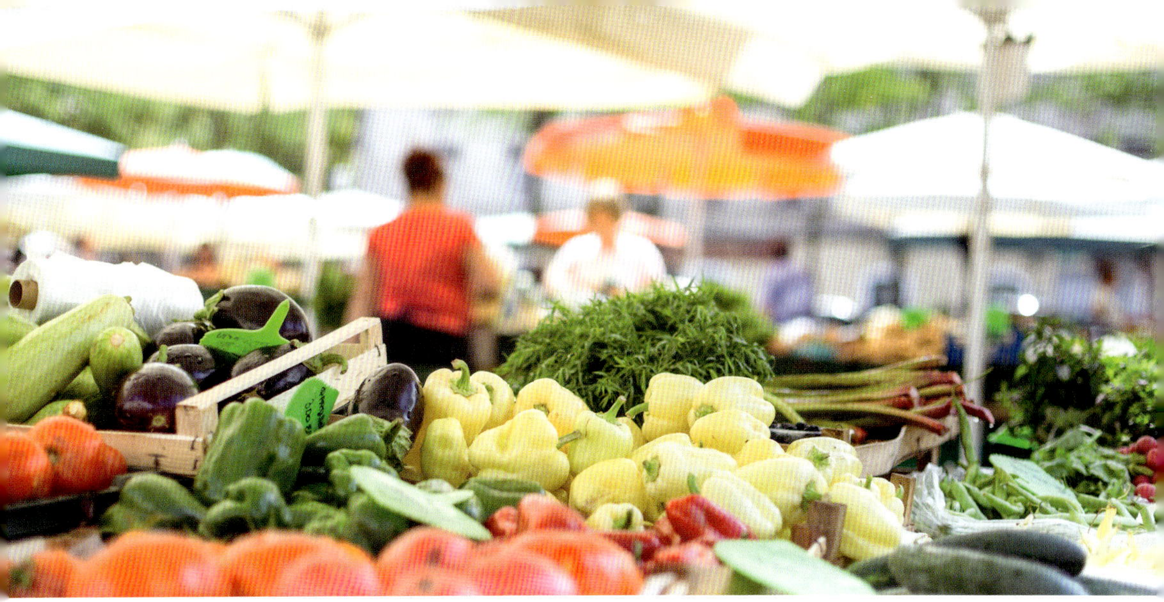

Üben ist die Grundlage der Veränderung.

Sicher fallen dir noch weitere Angewohnheiten ein, die deinen Vorsatz, abzunehmen, boykottieren und die du ersetzen musst. Manche haben sich im Laufe der Jahre eingeschlichen und dann verfestigt. Genau hier, bei der Umstellung des Verhaltens, setzt *Lebe leichter* an. Nur wenn du dein Essverhalten veränderst, wirst du den Kreislauf des Ab- und Zunehmens durchbrechen.

Was nützt es dir, nur die Lebensmittel auszutauschen – also beispielsweise Möhren statt Chips auf dem Sofa zu essen? Natürlich kannst du dir einen Teller mit Obst bereitstellen, um es abends beim Fernsehen zu knabbern, oder spätabends noch ein Joghurt mit nur 0,1 Prozent Fett löffeln. Rein rechnerisch ändert sich dadurch an deiner Energiebilanz nicht viel, weil diese Lebensmittel alle wenig Kalorien haben. Aber hast du deine Gewohnheiten geändert? Nein. Du hast lediglich die Lebensmittel ausgetauscht. In guten Zeiten und solange du motiviert bist, hältst du dich an die Möhren. In schlechten Zeiten greifst du dann allerdings doch wieder zu den bewährten Tröstern und das Spiel beginnt von vorn. Deshalb empfehlen wir dir eine grundlegende Veränderung deiner Gewohnheiten. Auch wenn es am Anfang etwas Disziplin kostet, am Ende wirst du dankbar sein.

VERTIEFEN

Wer jeden Tag nur Kuchen isst und Keks und Schokolade, der weiß ja nicht, wann Sonntag ist – und das ist wirklich schade.

WILHELM BUSCH

Tipps zum Umgang mit Süßigkeiten

- 1. Genieße regelmäßig nach der Hauptmahlzeit eine dosierte Kleinigkeit, ein Mini. So kommt der Heißhunger nach Süßem erst gar nicht auf.
- 2. Lass dir dabei ein Stückchen (7 g) teure Edelschokolade auf der Zunge zergehen.
- 3. Schließe die Abendmahlzeit mit einer kleinen Tasse heißen Kakao ab, den du mit kochendem Wasser und Süßstoff zubereitet hast. Das macht zusätzlich satt und stillt den Süßhunger.
- 4. Probiere es mit einem aromatisierten Roibusch- oder Yogi-Tee. Gerade die Sorten Chai, Sweet Chai oder Schokolade stillen den Heißhunger auf etwas Süßes.
- 5. Räume Süßigkeiten konsequent aus deinem Sichtfeld. Wer ständig Süßes vor Augen hat, greift häufiger zu.
- 6. Probier die »Nur heute!«-Methode. Sag dir: »Nur heute esse ich mal gar keine Süßigkeiten.«
- 7. Investiere das gerade gesparte Geld, das du nicht für Kuchen oder Eis ausgegeben hast, in einen persönlichen Wunsch.
- 8. Erinnere dich an dein Ziel. Ist der Aussetzer es wert, in dieser Woche nicht abzunehmen?
- 9. Sei der Held des Tages! Lass die Finger davon – aus eigener Einsicht – und tu damit etwas sehr Gutes für deine Gesundheit.

Schaffe dir Übergangsrituale

Durchschnittlich 15 Minuten Zeit nimmt der Einstieg in eine neue Aufgabe in Anspruch, bis du im Fluss bist. Diese Zeit braucht das Gehirn, um sich umzustellen. Deshalb fällt es uns oft so schwer, uns nach dem Nachhausekommen sofort in eine Tätigkeit zu stürzen.

»Schaffe dir deshalb Übergangsrituale, die du befolgst, wenn du von Besorgungen, Veranstaltungen oder Einkäufen heimkommst«, empfiehlt *Lebe-leichter*-Coach Christine Gehrig. »Stürz nicht gleich zum Kühlschrank. Begrüße deine Mitbewohner und Familienmitglieder oder dein Haustier. Trink ein Glas Wasser. Mach dir deinen Lieblingstee. Schließ die Augen, und denk dankbar an das, was dir gut gelungen ist.«

Welche Orte sind für dich mit Essen verbunden, obwohl es sich nicht um eine der drei Mahlzeiten handelt?
Jetzt, wo du dir vorgenommen hast, nur noch zu den Mahlzeiten zu essen, kannst du bestimmte Orte, die du bisher automatisch mit Essen verknüpft hast, zur essfreien Zone erklären. Vielleicht hilft es dir, das Auto zur essfreien Zone zu erklären? Den Fernsehsessel? Den Schreibtisch? Die Shoppingtour in der Stadt – vorbei an den Bäckereien, wo du früher gerne etwas für zwischendurch gekauft hast?

Du bist, was du isst! Erfahrungsbericht von *Lebe-leichter*-Coach Bettina Lügger

Sicher kennst du diese Momente, erzählt *Lebe-leichter*-Coach Bettina Lügger, Coach in Riegel und Endingen. Du stehst beim Bäcker und siehst einen wunderbaren Berliner oder eine Puddingschnecke. Tapfer bestellst du dein Dinkelvollkornbrot und schaffst es, auf die Frage, was du noch gerne hättest, mit »Nein danke, das ist alles!« zu antworten. Doch jetzt sitzt dieser dumme Berliner zusammen mit der Puddingschnecke in deinem Kopf und macht dir das Leben schwer.

Weißt du, was mir hilft? Ich lasse mir den Satz »Du bist, was du isst« auf der Zunge zergehen. Unser Körper nimmt das, womit wir ihn füttern, um daraus seine Zellen zu erneuern. Wenn ich ihn mit Einfachzuckern füttere, kann er damit nicht viel anfangen. Sie wandern höchstwahrscheinlich in den Ring rund um die Hüften. Auf Dauer bekommt man so tatsächlich gewisse Ähnlichkeiten mit einem Berliner oder einer Puddingschnecke.

Möchte ich wirklich so aussehen? Nein! Also fliegen die zwei Zuckerbomben mal wieder aus meinen Gedanken. Sicher haben sich im Depotfett noch ein paar Berliner aus den letzten schwachen Zeiten versteckt. Die verbrenne ich jetzt bei einer extra Sporteinheit. Kommt gar nicht infrage, dass mir irgendwelche Gelüste das Leben schwer machen!

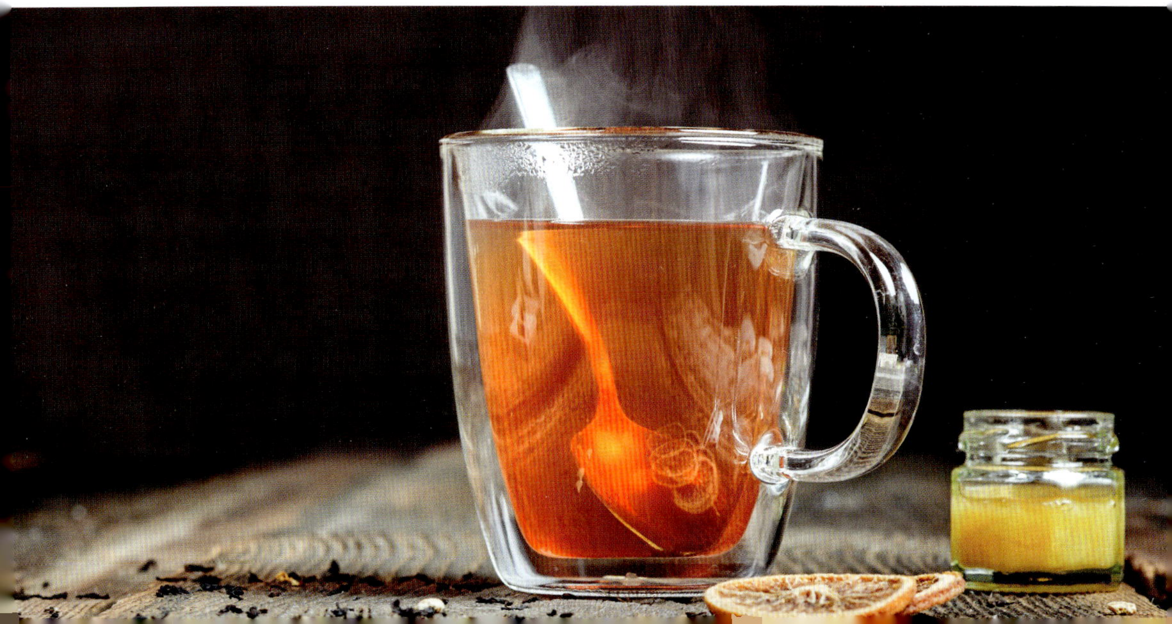

WOCHENZIEL

Spüre schlechte Gewohnheiten auf und triff eine Entscheidung: An welcher möchtest du in dieser Woche besonders arbeiten?

FRAGEN ZUM WEITERDENKEN

Welche Angewohnheit boykottiert am häufigsten deinen Abnahmevorsatz?

Welche guten Gewohnheiten brauchst du, um abzunehmen und dein neues Gewicht zu halten?

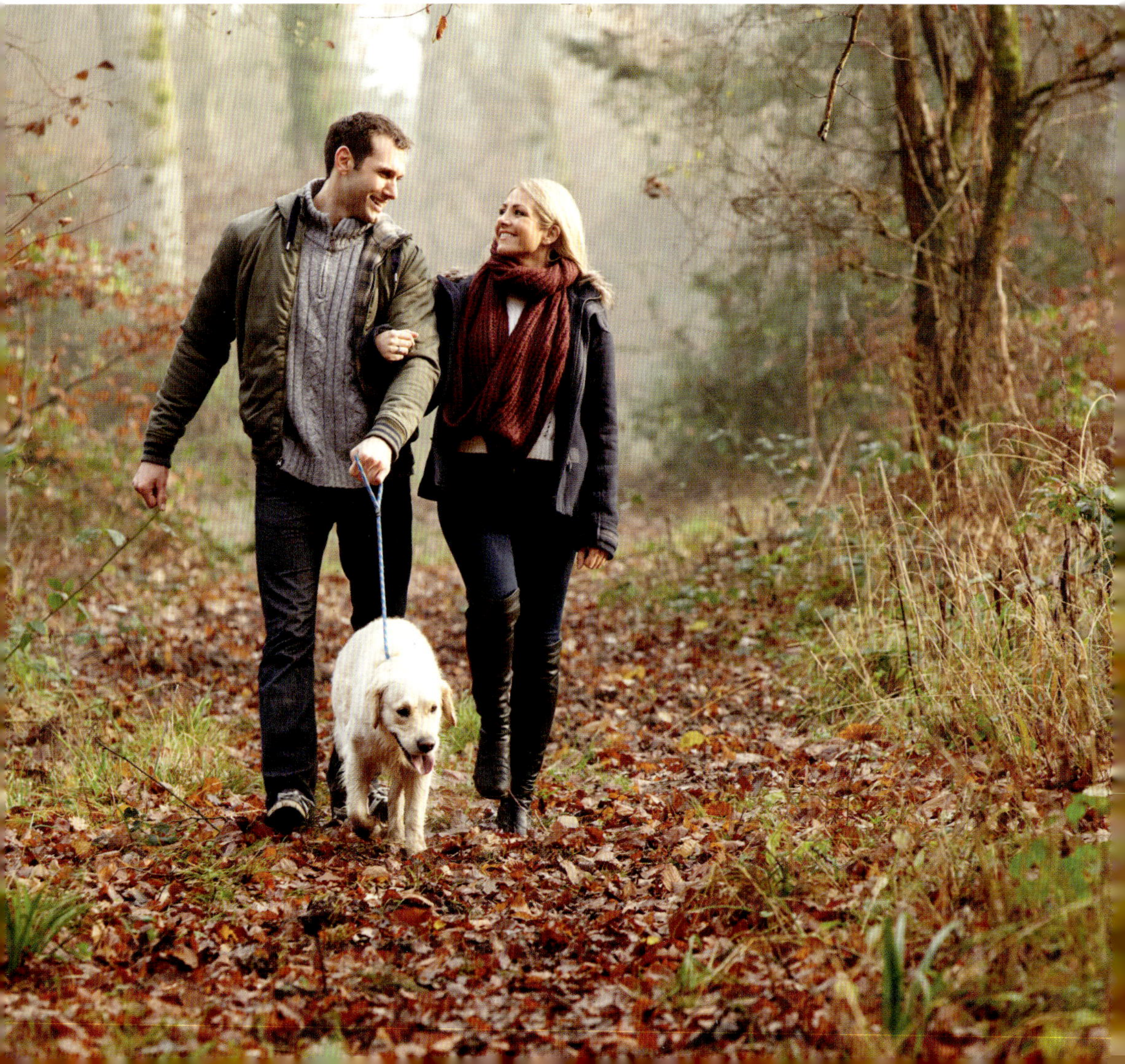

Neue Gewohnheiten

zu erlernen

ist schwer.

Später machen sie

alles leichter.

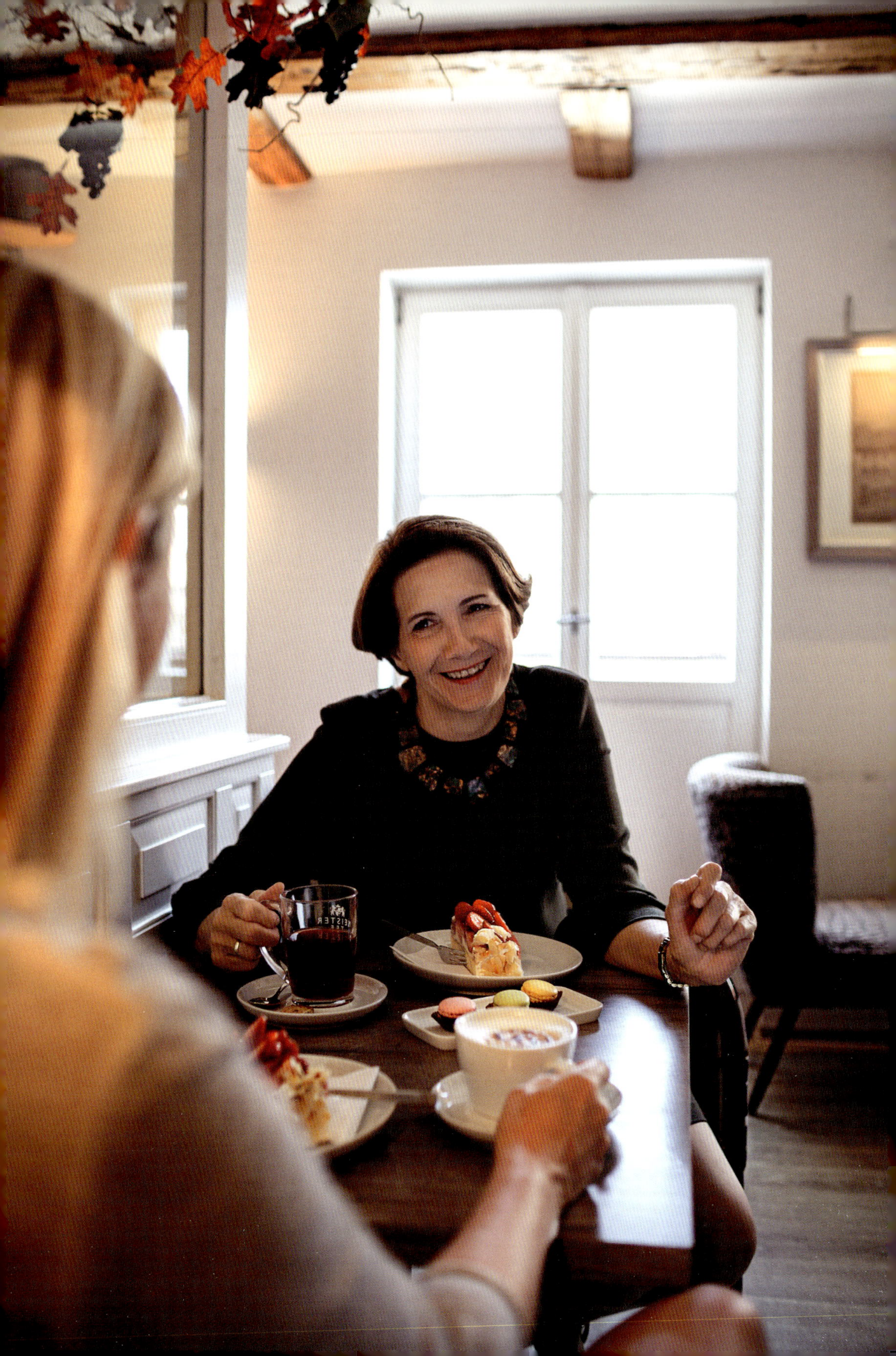

8 LEBE MIT ANDEREN

Wer nicht plant, plant zu versagen.
Wer plant, plant Erfolg.

VERSTEHEN

Abnehmen zwischen Montag und Freitag klappt bei den meisten ziemlich gut. Aber dann kommt das Wochenende – der krasse Gegensatz zur Alltagswoche: Der Wecker klingelt nicht, gefrühstückt wird später und ausgiebiger. Einladungen, Feiern, Restaurantbesuche und andere kulinarische Herausforderungen locken an jeder Ecke.

Um die Weihnachtszeit scheint es besonders schwierig zu sein: Weihnachtsmarkt, Weihnachtsfeiern, Plätzchen und Co., drei Feiertage hintereinander, an denen Köstlichkeiten auf dem Tisch stehen, und kurz darauf dann auch noch die Silvesterparty.

Lohnt sich ja fast nicht, jetzt auf ein Maß zu achten. Der Jahreswechsel verspricht einen Neuanfang, ab dann nimmst du ab! Zwei Wochen klappt es gut, dann geht's in den Skiurlaub, Fasching steht vor der Tür, Ostern, Kommunionen und Konfirmationen, Geburtstage, Hochzeiten, Jubiläen und was der Frühling sonst noch zu bieten hat. Im Sommer locken die Eisdielen, der Biergarten, Sommerurlaub, Aperol® an heißen Abenden, Feste, Feten, Tanzpartys. Verschiebst du dein Vorhaben am besten auf den Herbst. Aber da locken Weinwanderungen, Zwetschgen- und Zwiebelkuchen, neuer Wein, Oktoberfest und Martinsgans. Und die Auslagen im Supermarkt kündigen schon wieder Weihnachten an.

Da hattest du doch zum Jahreswechsel erst deinen Vorsatz gehabt, abzunehmen! Jetzt ist es ein Jahr später und du trittst noch immer auf derselben Stelle.

Feste und Herausforderungen kommen und gehen das ganze Jahr über und gehören mit zu unserem normalen Alltag. Wie schade wäre es, wenn wir Feste nicht mehr genießen könnten, nur weil wir ständig in der Sorge sind, zuzunehmen.

Dann doch lieber eine gute Strategie entwickeln, wie wir das *Lebe-leichter-*Programm auch mit anderen zusammen umsetzen können. Genussvoll essen, stilvoll feiern, einen aktiven Lebensstil pflegen – und dabei dreimal am Tag einen schönen Teller mit dem Essen genießen, das dir schmeckt. Und du wirst trotzdem Woche für Woche leichter! Trauer nicht dem nach, was du vermeintlich versäumst. Sondern freu dich über die neue Leichtigkeit und Unabhängigkeit vom Essen.

Die Herausforderung

Mal die eine oder die andere Feier oder Einladung, das bekommst du gut hin. Mit deinen zwei Maxis hast du immer die Möglichkeit, das Stück Kuchen oder die Pizza zu essen und das Glas Wein, Aperol® oder ein Bierchen zu trinken. Aber was ist, wenn die zwei Maxis verbraucht sind?

Dann fängt es an, schwierig zu werden. Es lohnt sich also, die Maxis im Vorfeld gut zu planen.

Und hier ist mal wieder dein Kopf gefragt: Sei dir darüber im Klaren, dass sich zu viele Ausnahmen auf dein Gewicht auswirken. Hat sich erst einmal wieder der Schlendrian durchgesetzt, kommst du zu schnell ins alte Fahrwasser. Das dritte Glas Sekt am Abend nimmt dir die Hemmschwelle und deine Portionen werden immer größer. Weil es ja jetzt ohnehin egal ist und vielleicht merkt der Körper den Ausrutscher nicht. Ab morgen gehst du ja wieder ins Programm.

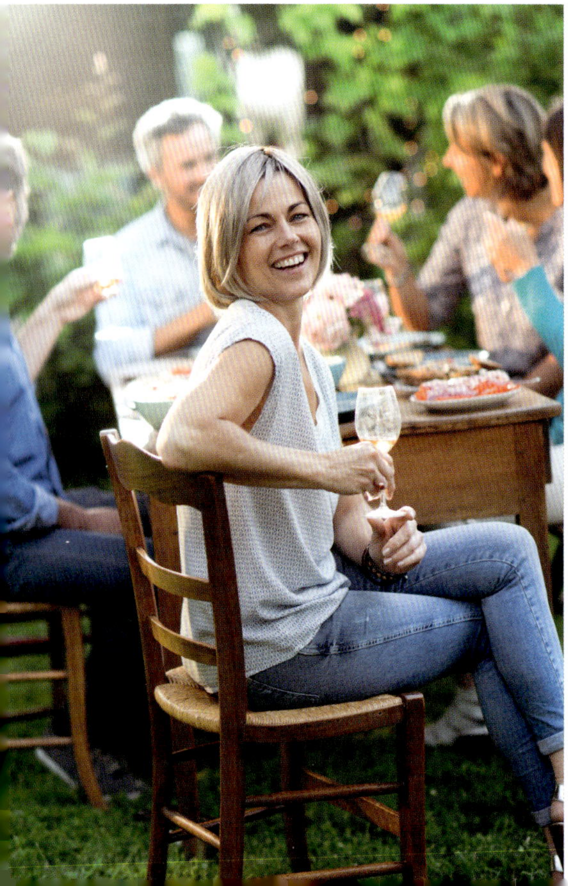

Und morgen? Da ärgerst du dich ein klitzekleines bisschen, dass du doch nachgegeben hast. Denn mal Hand aufs Herz: Ist die Feier tatsächlich besser, wenn du mehr Alkohol trinkst und einen überfüllten Magen hast? Oder könnte es vielleicht sogar sein, dass du dich ein bisschen besser fühlst, wenn du maßhältst?

Klar ist es immer so lecker, das wissen wir auch. Aber es ist dein Leben lang immer so lecker, und wenn du der Gier immer wieder nachgibst, fühlst du dich leider auch dein Leben lang in deiner Haut unwohl. Die beste und einzige Strategie ist hier, mit allen Sinnen zu genießen, aber maßvoll. Ein Teller, mit dem, was dir schmeckt, fertig. Alkohol darf sein, aber nicht öfter als zweimal die Woche, und natürlich in Maßen.

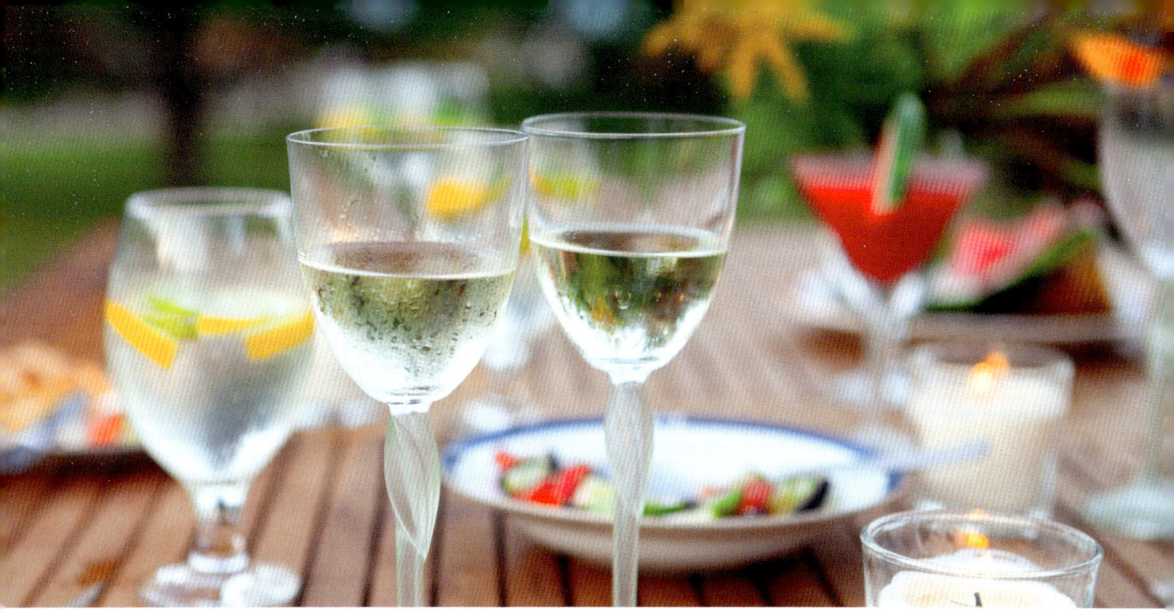

Ein Gläschen in Ehren

Zum Feiern gehört Alkohol für manche einfach dazu. Viel Alkohol bedeutet jedoch viele Kalorien. Alkohol kann im Körper nicht gespeichert werden, deshalb hat die Verbrennung von Alkohol Vorrang vor allen anderen Nahrungsmitteln. Dadurch wird vermehrt überschüssiges Fett eingelagert.

Schlechte Nachricht: Die Annahme, dass wir durch Schnaps nach einer Mahlzeit das Fett besser verdauen, stimmt nicht.

Der Schnaps, das Bier und der Wein fressen leider kein Fett, sondern sie machen fett. Quasi durch die Kehle über die Leber direkt auf die Hüfte. Mit 7 kcal pro Gramm liefert Alkohol fast doppelt so viele Kalorien wie Eiweiß oder Kohlenhydrate (jeweils 4 kcal pro Gramm) und nur ein bisschen weniger als Fett (9 kcal pro Gramm). Wir wollen dich nicht mit Kalorien langweilen, aber gerade beim Thema Alkohol herrscht bei vielen etwas Unwissenheit.

Trink am besten zu jedem Glas Wein noch ein Glas Wasser. So kommst du zumindest nicht in Versuchung, deinen Durst mit Alkohol zu löschen. Und bleib möglichst bei einer Sorte. Alles querbeet zu trinken, macht dem Magen und der Leber zu schaffen. Für Cocktails und Liköre würdest du ein Kaloriensonderkonto benötigen, so sehr schlagen sie zu Buche. Deshalb: lieber Klasse statt Masse, besonders bei Alkohol.

Erfahrungsbericht Heike

Alkohol war bei mir bis vor einigen Jahren nie ein Thema. Hat mir einfach nicht geschmeckt. Während mein Mann im Restaurant oder abends im Urlaub den Rotwein genoss, saß ich mit einem Wasser oder auch mal einer Cola light daneben. Bis mir eine Freundin auf einem Geburtstag eine Sommerschorle anbot. Ich lehnte dankend ab, aber sie war beharrlich. Da gab ich schließlich nach und meine Liebe zu Aperol® und Co. war geboren.

Rotwein und Bier sind noch immer nicht meins, aber mittlerweile hat sich meine Haltung zum Alkohol gewandelt. Es ist nicht so, dass ich jetzt ständig Alkohol trinken würde, aber bei sich bietenden Gelegenheiten sage ich nicht Nein.

Zum Jahreswechsel 2017 machte ich ein Experiment: kein Alkohol bis Ostern. Zwar fiel mir das ziemlich leicht, aber es gab doch ein Aha-Erlebnis. Ich war fast ein bisschen entsetzt, wie oft die Gelegenheit bestand, ein Glas zu trinken: hier ein Sektempfang, dort ein Freundinnenabend, ein Besuch bei Freunden, Besuch von Freunden, im Restaurant, im Urlaub, beim Geburtstagsfrühstück. Durch unsere Kirche haben wir ein sehr großes Netzwerk an Freundschaften und so sind die Gelegenheiten einfach oft gegeben.

Diese drei Monate haben mich sensibilisiert, gut darauf zu achten, dass nicht immer der Sekt auf dem Tisch stehen muss. Hin und wieder gibt es den bei uns auch in Alkoholfrei.
Bei einem »Ladies' Day« haben wir dann sogar einen alkoholfreien Cocktail gemixt. Schmeckte allen vorzüglich und der Alkohol war überhaupt nicht nötig:

Heartbeat-Cocktail

4 cl Erdbeersirup
1 cl Zitronensaft
10 cl Tonic Water
(nach Geschmack auch ein bisschen mehr)
Erdbeeren
Eiswürfel
Erdbeeren etwas klein schneiden, zusammen mit dem Eis in ein Cocktailglas geben. Erdbeersirup und Zitronensaft dazugeben, mit Tonic Water auffüllen. Mit Strohhalm servieren. Evtl. noch einen Pikser für die Erdbeeren dazugeben.

Die liebe Familie

Vielleicht stellen für dich nicht nur die Feste und Feiern eine Herausforderung dar, sondern auch dein Alltag gestaltet sich schwierig. Je nachdem, in welcher Lebenssituation du bist, kochst du vielleicht nicht nur für dich alleine, sondern auch für den Partner oder die ganze Familie. Mag dann deine Mannschaft am liebsten viel Fleisch, Pasta mit Sahnesoße, Pommes und möglichst kein Gemüse, bist du doppelt gefordert, allen Bedürfnissen gerecht zu werden.

Mach dir bewusst, dass du auch in diesem Punkt eine gewisse Verantwortung für deine Nächsten trägst. Du kannst mit gutem Beispiel vorangehen und dennoch die Mahlzeiten so zubereiten, dass es keinen Dauerprotest gibt. Wäre ja schade, wenn deine Familie in die Opposition geht und am Tisch streikt. Oder du ständig meckernde Mäuler zu befriedigen hast.

Dann doch lieber gleich für alle einen guten Kompromiss finden. Von 0 auf 100 die kompletten Mahlzeiten zu verändern, ist ja bei *Lebe leichter* nicht nötig. Gerade beim Frühstück und beim Abendessen darf jeder selbst wählen, und du nimmst dir einfach deinen Teller mit dem Drittel-Anteil an Gemüse. Versteht sich von selbst.

Aber wie sieht es mit den warmen Mahlzeiten aus? Grundsätzlich musst du ja nicht light kochen, aber die eine oder andere Veränderung tut nicht nur dir selbst gut, sondern ist ein gesundheitlicher Gewinn für die ganze Familie. Viele Gerichte lassen sich verschlanken, ohne dass es die Mitesser bemerken. Nichts sagen, einfach tun!

Praktisch umgesetzt

Tausche gemischtes Hackfleisch gegen die magere Variante aus Rind ein. Daraus lassen sich saftige Hamburger herstellen, Frikadellen, Königsberger Klopse, Lasagne oder Bolognesesoße für die Nudeln.

Eine gute Alternative zu Pommes sind Kartoffelspalten aus der Heißluftfritteuse oder dem Backofen. Du benötigst für eine große Menge nur 1 EL Öl, sparst eine Menge Kalorien, bietest dazu einen leichten Kräuterquark oder eine leichte Sour Creme (ein leichtes und leckeres Rezet findest du im Rezeptteil auf Seite 178) an und stellst bei Bedarf für die anderen Mayo und Ketchup auf den Tisch. Dann gibt's keine Diskussionen.

Familienhit Nr. 1 nicht nur in Italien, sondern mittlerweile auch in Deutschland sind die Nudeln. Preiswert, sättigend und schnell zubereitet. Wie wäre es, mal »bunt« zu kochen? Halb Dinkelvollkorn, halb normale Nudeln. Ganz allmählich kannst du den Vollkornnudelanteil erhöhen und somit deine Familie schleichend umgewöhnen.

Kreiere dazu leckere Soßen – es muss nicht immer mit Hackfleisch sein. Sehr gut eignen sich auch Schinken, Paprika, Pilze und Tomaten. Und zum

Hackfleisch erhöhst du einfach die Tomatenmenge, entweder frisch oder aus der Dose, und gibst noch ein paar geraspelte Möhren dazu. Das merkt keiner, es gibt der Soße eine schöne Farbe und schmeckt vorzüglich.

Je höher der Gemüseanteil bei einem Gericht, umso besser! Bei so leckeren Nudelgerichten greifen auch deine Kinder zu und gewöhnen sich allmählich an den Geschmack.

Wie wäre ein wöchentlicher Essensplan, bei dem du deine Familie einbeziehst? Du planst mit ihnen zusammen die ganze Woche und hängst den Plan sichtbar in der Küche auf. Wenn dann mal etwas auf dem Tisch steht, was jemandem nicht so gut schmeckt, kannst du gleich auf den Tag verweisen, an dem es das Lieblingsgericht des Nörglers gibt. Und schon ist der Familienfrieden gerettet.

Der Job

Gehörst du zu denjenigen, die auch im Job immer wieder vor der Schwierigkeit stehen, die Drei-Mahlzeiten-Regelung einzuhalten? Ist ja nicht immer nur einfach.

Da stehen Süßigkeiten auf dem Schreibtisch der Kollegin oder im Mitarbeiterraum, bei jedem Geburtstag bringen die Kollegen etwas Essbares mit. Oder du bist im Außendienst und bekommst ständig etwas von Kunden angeboten oder musst unterwegs essen. Lange Autofahrten können ziemlich langweilig werden, da war Essen für dich vielleicht immer eine willkommene Abwechslung. Und wer ist eigentlich auf die Idee gekommen, dass Geschäfte oft mit einem Essen abgeschlossen werden?

Du musst nicht gleich deinen Job wechseln, aber wenn das für dich Alltag ist, ist deine Planung hier besonders gefragt: Wie kannst du deiner Arbeit so nachgehen, dass Essen für dich nicht immer eine Herausforderung darstellt?

In den meisten Fällen geht es schlichtweg darum, dass du eine Entscheidung triffst. *Lebe leichter* ist ein Lebenskonzept, zu dem drei Mahlzeiten mit dazwischenliegenden Pausen gehören. Wenn die Kollegen etwas mitbringen, nimm es dankend an, und iss es zu einer deiner Mahlzeiten. Sag unterwegs bei einem Kaffee oder einem Glas Wasser gerne Ja, aber zum Stück Kuchen Nein. »Jetzt gerade nicht, aber vielen Dank, ich esse es später.« Nein, du bist nicht unhöflich, sondern du achtest einfach auf dein Wohlbefinden.

Um Gewicht zu reduzieren und es dauerhaft zu halten, veränderst du Kleinigkeiten, die dir helfen, auch im Zusammensein mit anderen im Programm zu bleiben.

VERÄNDERN

Wochenende

Hätte unser Körper ein Wörtchen mitzureden, er würde uns auf Knien anflehen, am Wochenende nicht solche Exzesse zu betreiben. Er liebt nämlich die Regelmäßigkeit, Struktur und den Rhythmus. Von Montag bis Freitag verwöhnst du ihn mit regelmäßigen Wach- und Schlafzeiten, seine innere Uhr erinnert sich jeden Morgen daran, wann es Zeit ist, aufzustehen, und abends empfiehlt er dir, wann du ins Bett gehen solltest.

Doch an jedem Samstag und Sonntag gib es dann eine Wende. Und er fragt sich wohl, was jetzt schon wieder los ist. Zugegeben, dein Herz freut sich über ein bisschen Ruhe und auch darüber, morgens mal nicht gleich parat stehen zu müssen. Aber dein Körper wird immer wieder aus seinem Rhythmus herausgerissen: Da gibt es das Frühstück dann erst um 10 Uhr und es fällt sehr viel üppiger aus als an den Wochentagen. Mittags gibt es manchmal nichts, dafür ist der Hunger am Abend riesig. Und die Gier auch.

Wir wollen dir gar nicht einreden, dass es am Wochenende genauso leicht wäre, das Programm einzuhalten, wie unter der Woche. Aber mit ein paar Tricks und Tipps bekommst du das dauerhaft gut in den Griff.

Der Frühstücksteller am Samstagmorgen könnte z. B. dein großer Teller sein. Mittags isst du dann einen kleinen Teller und abends auch. Bist du abends unterwegs und es soll doch noch einmal ein großer Teller sein, dann plane dir grundsätzlich für das morgendliche Wochenendfrühstück ein Maxi ein. Aber wer weiß, vielleicht kommst du ja mit der Zeit darauf, dass ein Körnerbrötchen mit Belag plus ein Schälchen Obst zum Frühstück auch am Wochenende reicht. Du entscheidest.

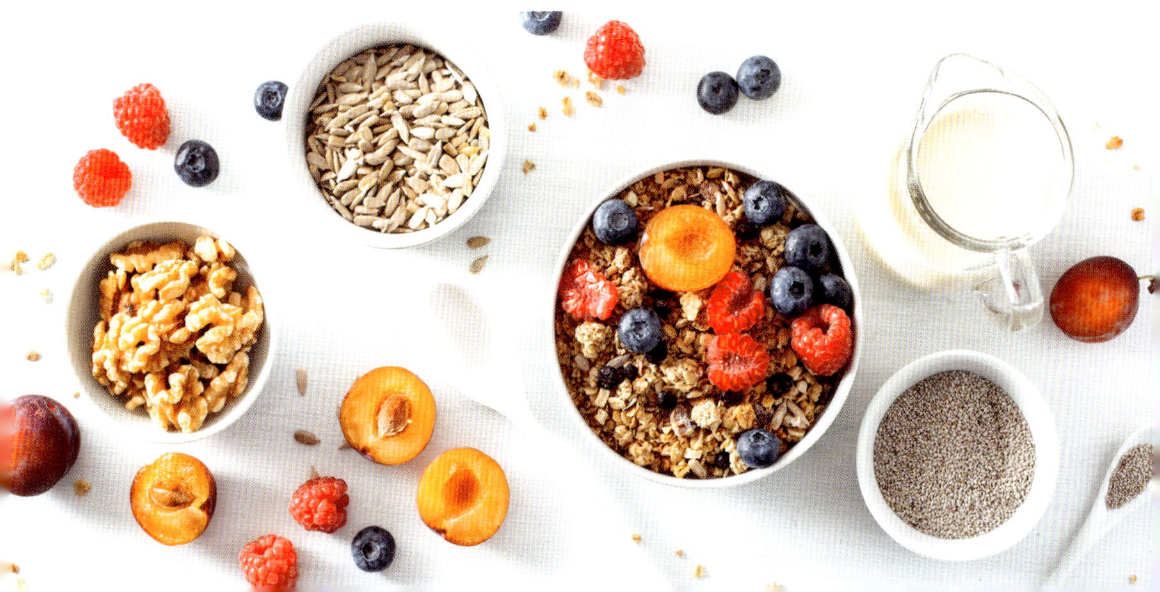

»Können es am Wochenende nicht auch zwei große Teller sein?«, werden wir immer mal wieder im *Lebe-leichter*-Kurs gefragt. Unsere Antwort ist klar: Nein.

Du nimmst besser ab, wenn du deinem Magen dreimal am Tag etwas zu essen anbietest. Lässt du eine Mahlzeit aus, ist die Gefahr zu groß, bei den anderen beiden zu viel zu essen. Weil dein Unterbewusstsein dir ständig einredet, dass du ja »nur« zwei Teller isst. Also sei lieber gleich konsequent.

Solltest du nach einem üppigeren Frühstück mittags keinen Hunger haben, abends aber nochmals zum Essen unterwegs sein, kannst du gerne deine Mittagsmahlzeit reduzieren. Wenn es dann mal nur eine Portion Obst oder Gemüse ist, passt das auch. Nur lass es nicht zur Gewohnheit werden; es sollte die Ausnahme sein.

Sollten wir dich an dieser Stelle noch mal daran erinnern, dass das Wochenende immer eine super Möglichkeit ist, zusätzliche Bewegung mit einzuplanen? Müssen wir nicht, das weißt du sowieso schon.

Deine Gäste

Bist du diejenige, die einlädt, dann bist du, zumindest was das Essen angeht, auf der sicheren Seite: Du wählst die Mahlzeiten aus, du weißt, aus welchen Zutaten dein Gericht besteht, achtest natürlich auf das Drittel Gemüse und bereitest einen leichten, dosierten Nachtisch.

Eigentlich einfach, oder? Nur an die Portionsgröße musst du dich halten. Entscheidung per Knopfdruck in deinem Kopf. Nicht anders als bei anderen Mahlzeiten auch. Ob du bei Alkohol dabei bist, entscheidest du ebenfalls im Voraus. Ein Glas zur Mahlzeit zählt ja nicht als Maxi, das könntest du dir auch so gönnen.

Fest mit Rest

Während deine Gäste da sind, hast du dich vielleicht gut im Griff gehabt. Was ist aber, wenn alle gegangen sind? Und dann noch so viel übrig geblieben ist? Die Versuchung ist groß. Das Essen war ja so lecker, wer weiß, wann es mal wieder so etwas Gutes gibt, ist doch zu schade zum Wegwerfen.

Du weißt seit der ersten *Lebe-leichter*-Woche, dass du keine Biotonne bist. Aber gerade nach Feiern besteht oft die Gefahr, dass der eine oder andere Rest im Mund verschwindet. Ist oft eine Nachwirkung der niedrigeren Hemmschwelle nach dem Genuss von Alkohol, kombiniert mit Müdigkeit und der Unlust, jetzt noch die Küche aufräumen zu müssen.

Kannst du gar nicht widerstehen, dann geh gleich ins Bett. Was du nicht mehr siehst, kann dich nicht in Versuchung führen! Bekommst du hingegen noch ein bisschen Willensstärke aufgebracht, dann kratz die Reste zusammen und freu dich schon auf eine Mahlzeit am nächsten Tag. Frier ein, was einzufrieren geht.

Das gilt übrigens auch für Reste von Sekt. Während Wein ja noch eine Weile in der Flasche bleiben kann, ist das mit dem Sekt nicht so einfach: Ist die Kohlensäure erst einmal weg, schmeckt er nicht mehr. So wird dich die angebrochene Flasche stets dazu verführen, noch ein Gläschen zu trinken. Wäre ja schade um den guten Tropfen.

Frier doch Sekt mal im Eiswürfelbehälter ein. So kannst du ihn für eine Fischsoße verwenden oder bei nächster Gelegenheit in den Aperol® geben.

Alle Reste, die sich nicht mehr verwerten lassen, gehören in den Müll. Und zwar sofort.

Du als Gast

Klar im Vorteil bist du, wenn du in etwa weißt, ob und was es zu essen gibt. Bei guten Freunden kannst du dich ruhig danach erkundigen.

Gehst du davon aus, dass etwas auf den Tisch kommt, und dann stehen nur Chips und Gummibärchen vor dir, wird es etwas schwierig. Stundenlang hungrig dazusitzen, würde dir sicherlich den ganzen Abend verderben. Könntest du in so einem Fall die Knabberei als Mahlzeit verbuchen?

Natürlich sind Chips und Gummibärchen keine vollwertige Mahlzeit und auch das Drittel Obst oder Gemüse fehlt in diesem Fall. Allerdings kommen solche Situationen auch nicht jeden Tag vor. Genieß also den Abend, die Gemeinschaft, und versuche, beim Essen maßzuhalten.

Hast du jedoch schon zu Abend gegessen, und dann tauchen plötzlich die Knabbersachen auf, muss eine Strategie her. Da kennst du dich sicherlich selbst am besten.

Falls du nach einer Handvoll tatsächlich aufhören kannst, könntest du dir die Knabberei gerne als Maxi gönnen. Hut ab. Wenn du aber im Vorfeld schon weißt, dass du nach einem Gummibärchen nicht mehr aufhören kannst, dann akzeptier diese Tatsache und entscheide dich, gar nicht erst anzufangen.
Ist besser so.

Verrät dir die Gastgeberin, was auf den Tisch kommt, kannst du besser planen. Ein voraussichtlich eher üppiges Mahl kannst du dann genießen, wenn du über den Tag verteilt eher leichte Kost gegessen hast: morgens anstatt 4 EL Haferflocken im Müsli mal nur 2 EL, dafür den Obstanteil etwas höher bemessen. Mittags könnte es eine Gemüsesuppe mit Kartoffeln geben oder einen leichten Kartoffelsalat mit Salat oder gedünstetes Gemüse mit einer leichten Soße.

Damit du nicht hungrig aus dem Haus gehst und später doch noch über die Stränge schlägst, trink einfach vor der Abfahrt noch eine Tasse heiße Brühe. Die hilft sowieso immer. Wärmt dich von innen auf und gibt dir gleich mal das Gefühl, etwas Deftiges im Magen zu haben. Erster Heißhunger ade. Danach noch ein bis zwei Gläser Wasser und du kannst gar nicht so schnell etwas essen.

Am Tisch freust du dich dann über deine Mahlzeit und genießt Bissen für Bissen. Iss ruhig noch ein wenig langsamer als sonst. Leg hin und wieder das Besteck aus der Hand. Unterhalte dich mit deinen Gastgebern und genieß die Atmosphäre. Essen muss nicht das Wichtigste bei Feiern sein!

Führ dir den ganzheitlichen Ansatz von *Lebe leichter* vor Augen: Essen für den Körper; Begegnungen, Gespräche, Neuigkeiten für Seele und Geist. Alles in Balance und schon kannst du dein Leben leichter genießen.

Restaurant

Wir gehen mal davon aus, dass in der Küche im Restaurant nicht wirklich darauf geachtet wird, dass eine Mahlzeit möglichst kalorienarm ist. In erster Linie soll es schmecken. Und das ist auch gut so.

Fett ist ein Geschmacksträger und so schmeckt das Gemüse mit einem Stich Butter tatsächlich besser als ohne. Manche Köche denken allerdings, dass es mit 10 Stich Butter auch 10 Mal besser schmeckt. Also ist Essen im Restaurant sicherlich immer reichhaltiger als zu Hause. Davon kannst du ausgehen.

Dennoch ist es nicht nötig, immer nur Salat zu knabbern und sehnsüchtig auf die Teller der anderen zu schielen. Klar kann es mal der Salat mit Putenbruststreifen sein, muss aber nicht. An Tagen, an denen du sowieso schon »normal« oder vielleicht sogar ein bisschen mehr gegessen hast, ist das mit dem Salat keine schlechte Idee.

Aber wenn du dich, wie in den Zeilen zuvor beschrieben, schon gut auf diesen Abend vorbereitet hast, dann wählst du das Essen aus, das dir besonders schmeckt. Versteht sich von selbst, dass ein Drittel davon Gemüse oder Salat sein sollte.

Kennst du das Restaurant bereits, dann hast du sicherlich schon Vorlieben entwickelt und kannst dementsprechend planen. Wenn nicht, lässt du dich überraschen. Oder du nutzt das Internet. Fast jedes Gasthaus bietet mittlerweile seine Speisekarte online an. Was hindert dich daran, diese schon einmal zu studieren und im Vorfeld auszuwählen, was auf deinen Teller kommt?

Auch hier kannst du natürlich jederzeit ein Maxi einsetzen. Eine ganze Pizza passt nicht wirklich auf einen normalen Essteller, und der Klecks Tomatensoße ist auch nicht das Drittel Gemüse, das wir meinen. Eine Pizza wäre also ein Teller plus ein Maxi.

Dazu noch ein kleiner Beilagensalat und du bist satt und zufrieden.

Oder dir reicht vielleicht sogar eine halbe Pizza, weil sich dein Magen mittlerweile schon verkleinert hat. Du könntest dir eine Pizza mit jemandem teilen oder dir den Rest einpacken lassen. Dann hättest du gleich ein Mittagessen für den nächsten Tag. Mittlerweile werden in vielen Restaurants auch Senioren- oder Kinderteller angeboten. Meistens reichen diese Portionen völlig aus, um satt zu werden. Probier es einfach mal aus.

Bestell dir gleich zu Beginn eine große Flasche Wasser, die du über den Abend verteilt leer trinkst. Und die Königsdisziplin im Restaurant ist das Verschmähen des Brotkorbs. Klein, fein, unauffällig, ist er nach den Getränken das Erste, was auf den Tisch kommt. Oft in Kombination mit einer gesalzenen Butter, einem Aufstrich oder Griebenschmalz. Für den ersten Hunger …

Schon mal gemerkt, was passiert, wenn du damit anfängst? Genau, du kannst kaum aufhören! Da kommen schnell zwei bis drei Scheiben zusammen und du hast noch nichts von deinem bestellten Teller gegessen. Entweder planst du dir das als Maxi ein oder du lässt das Brot links liegen. Dann aber ein dickes Kompliment von uns, denn das ist echt eine Meisterleistung. Wir sind stolz auf dich!

Und nach dem Essen, was dann? Da liegt die Dessertkarte vor dir und du hast die Qual der Wahl: zu bestellen oder zu verzichten. Spür mal in dich hinein. Muss das Dessert wirklich sein? Ja? Dann bestell dir eins, genieß es, aber plane es als zusätzliches Maxi ein.

Gehst du nicht so oft essen, dann ist diese Ausnahme sicherlich ein Genuss. Bist du öfter unterwegs, wirst du dich hin und wieder entscheiden müssen, auf den Nachtisch zu verzichten. Es sei denn, du wählst eine Kugel Eis als Mini. Lass es dir schmecken.

Nach einem üppigen Mahl könnte es aber auch sein, dass dir ein Espresso oder Cappuccino reicht. Oder du wählst von Anfang an eine Vorspeise und ein

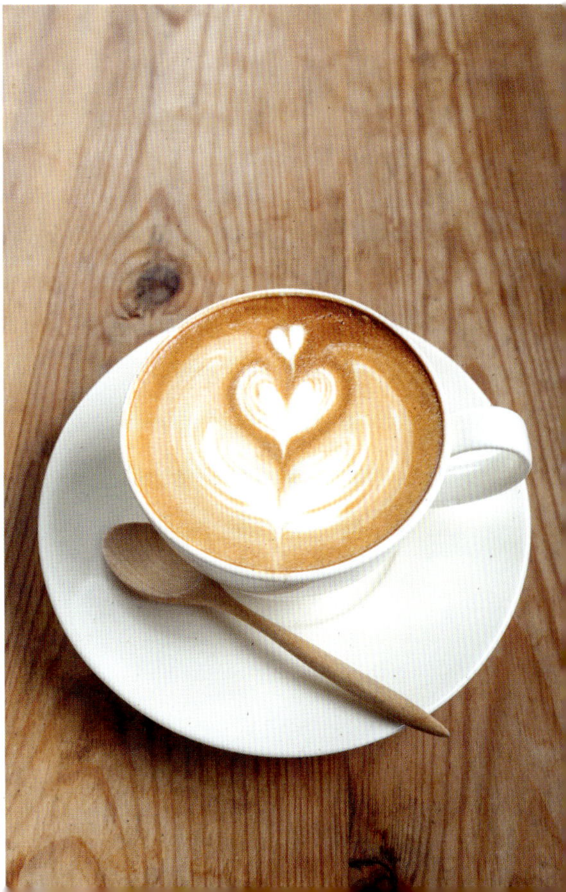

Dessert und verzichtest auf den großen Teller. Auch eine Möglichkeit. Du hast die Qual der Wahl, aber vergiss das Wichtigste nicht: Genießen.

Die Qual der Wahl

»Buffet ist das Schlimmste, da will ich immer alles«, klagt eine Teilnehmerin in unserem Kurs. »Buffet ist klasse, da kann ich wählen und mir genau so viel auftun, wie ich möchte«, kontert die andere. So unterschiedlich sind die Empfindungen.

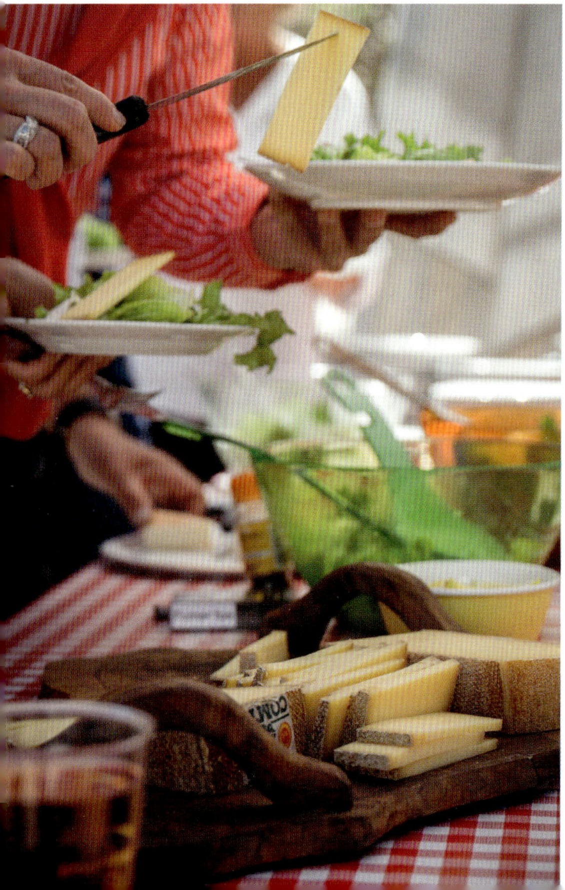

Gehörst du zu denen, die ganz lässig am Buffet vorbeischlendern, sich nur die Lieblingsspeisen auf den Teller schöpfen und dann kein zweites Mal anstehen? Oder ist Buffet für dich auch eher eine Qual?

Wie wäre es, wenn du zuerst einmal ohne Teller schaust, was angeboten wird? Dann kannst du schon im Vorfeld sondieren, was du später essen möchtest. Nachdem ein Drittel deines Tellers mit Gemüse oder Salat gefüllt ist, wählst du mit Bedacht, was dir sonst noch schmeckt. Nur das Beste ist gut genug für dich! Und das genießt du dann.

Dieser eine Teller, dann bist du fertig. Während die anderen noch ein zweites, drittes oder sogar viertes Mal zum Buffet rennen, genießt du dieses gute Gefühl, schlank und nicht übervoll zu sein.

Leichter fällt es dir vielleicht, wenn du von vornherein einen kleinen Teller nimmst. Zwei gefüllte kleine Teller entsprechen nämlich auch einem großen Teller. Und du kannst dir beim zweiten Mal die Sachen nehmen, die besonders lecker waren. Aber natürlich vergisst du auch bei diesem Teller das Drittel Gemüse nicht. Ist ja klar.

VERTIEFEN

Standhaft bleiben

»Nimm doch noch ein Stück!« – und schon liegt das zweite Stück Kuchen auf deinem Teller. »Auf einem Bein steht es sich nicht gut« – und dein Weinglas ist wieder gefüllt. Gastgeber meinen es immer gut, aber ist das auch gut für dich?

Nein zu sagen, fällt uns manchmal schwer. Wir wollen unser Gegenüber nicht verletzen, und, Hand aufs Herz, es schmeckt auch einfach lecker. Hier ein paar Tipps für dich, wie du standhaft bleiben kannst:

- Entscheide immer im Vorfeld, was und wie viel du essen möchtest.
- Iss langsam. Wenn noch etwas auf deinem Teller liegt, bekommst du selten Nachschlag. Dasselbe gilt bei Alkohol: Auch das Wein-, Sekt- oder Bierglas sollte immer halb gefüllt sein.
- Hatten wir schon mal, aber trotzdem: Leg immer mal wieder dein Besteck hin und unterhalte dich mit deinen Tischnachbarn.
- Sag offen und ehrlich, dass du deine Ernährung umgestellt hast und nicht mehr so fett essen möchtest. Das hat nichts mit einer Diät zu tun, sondern mit Gesundheitsbewusstsein.
- Stell nach einem Stück Kuchen deine Kaffeetasse auf den Kuchenteller. Knigge würde die Hände über dem Kopf zusammenschlagen, aber er sieht das ja nicht. Keine Gastgeberin möchte eine schmutzige Tischdecke haben. Sie wird dir kein zweites Stück Kuchen anbieten.
- Wenn du deine Mahlzeit beendet hast, leg deine Serviette auf den Teller. So signalisierst du Gastgebern, aber auch dir selbst, dass du fertig bist. Und kommst auch selbst nicht in Versuchung nachzunehmen.
- Wenn dir etwas angeboten wird und du es nicht essen möchtest, kannst du sagen: »Danke, vielleicht später.« Wann »später« ist, entscheidest du.
- Versuch es einfach mal mit »Nein, danke«. Punkt. Keine weiteren Erklärungen. Oft entstehen Diskussionen nur, weil wir anfangen, uns zu verteidigen.

Unterwegs

Egal, ob du am Wochenende auf einer Wanderung bist und hinterher irgendwo einkehrst, ob du eingeladen bist, auf eine Feier gehst oder einfach nur einen ausgedehnten Stadtbummel machst: Du bist nicht zu Hause und wirst deine Mahlzeiten planen müssen.

Mach dich da nicht zu sehr verrückt. Es soll leicht bleiben. Wenn es wirklich mal bei einer Gelegenheit nur die Bratwurst im Brötchen gibt und kein Gemüse weit und breit erhältlich ist, dann genieße die Wurst. So eine Ausnahme verzeiht

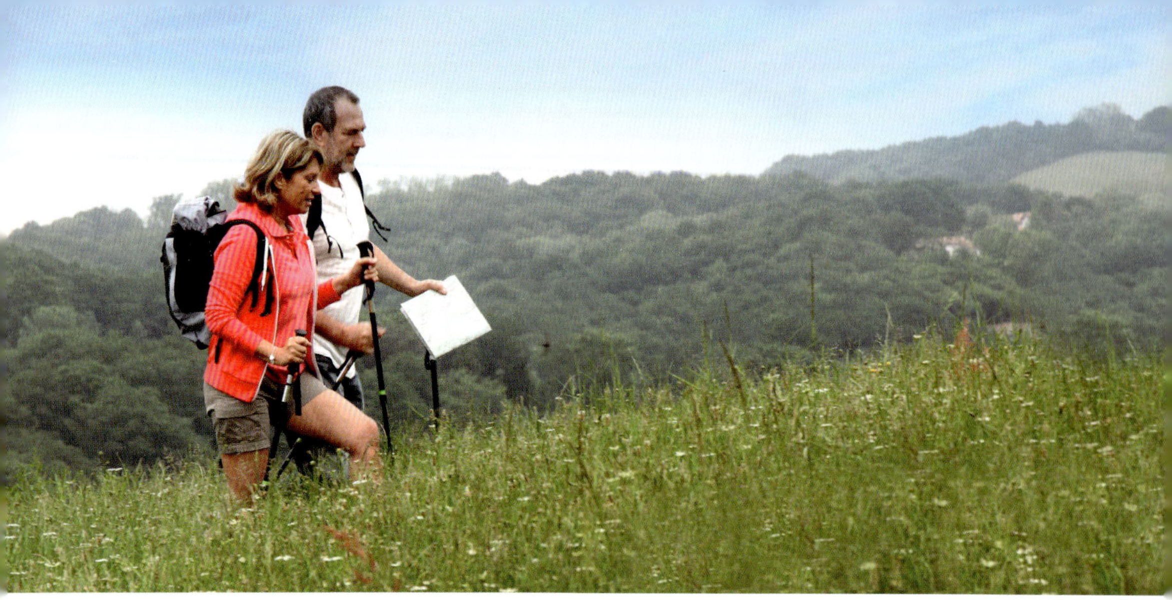

der Körper schneller, als du denkst. Dann holst du die Portion Gemüse einfach bei der nächsten Mahlzeit nach und reduzierst dafür ein bisschen Brot und Wurst. Leicht, oder?

Auch mit Familie oder Freunden unterwegs bei McDonald's und Co. muss nicht so kompliziert sein. Ein paar Chicken Nuggets mit einem Salat gehen immer, ein Döner mit etwas weniger Fleisch, beim Asiaten viel Gemüse mit Reis und nichts Frittiertes. Wenn du dann immer noch reichlich Wasser trinkst oder zumindest Getränke mit wenig Energie, also unter 20 kcal pro Liter, lebst du auch unterwegs leichter.

WOCHENZIEL

Plane, auch am Wochenende oder bei Feiern das *Lebe-leichter*-Programm umzusetzen. Je öfter dir das gelingt, umso schneller wird es zur Gewohnheit.

FRAGEN ZUM WEITERDENKEN

Worauf möchtest du am kommenden Wochenende achten?

Wie wirst du das *Lebe-leichter*-Programm bei deiner nächsten Feier umsetzen?

Gehört Feiern und Essen wirklich untrennbar zusammen?
Echtes Glück liegt jedenfalls nicht im so besonderen Essen und dem Überangebot kulinarischer Leckerbissen. Es sind die guten Beziehungen, die aufregenden Erlebnisse in der Natur, unsere sinnliche Wahrnehmung, die uns glücklich macht.

Wenn Menschen bei Feiern wichtiger sind als das Essen, dann ist das Essen nicht mehr das Problem beim Feiern.

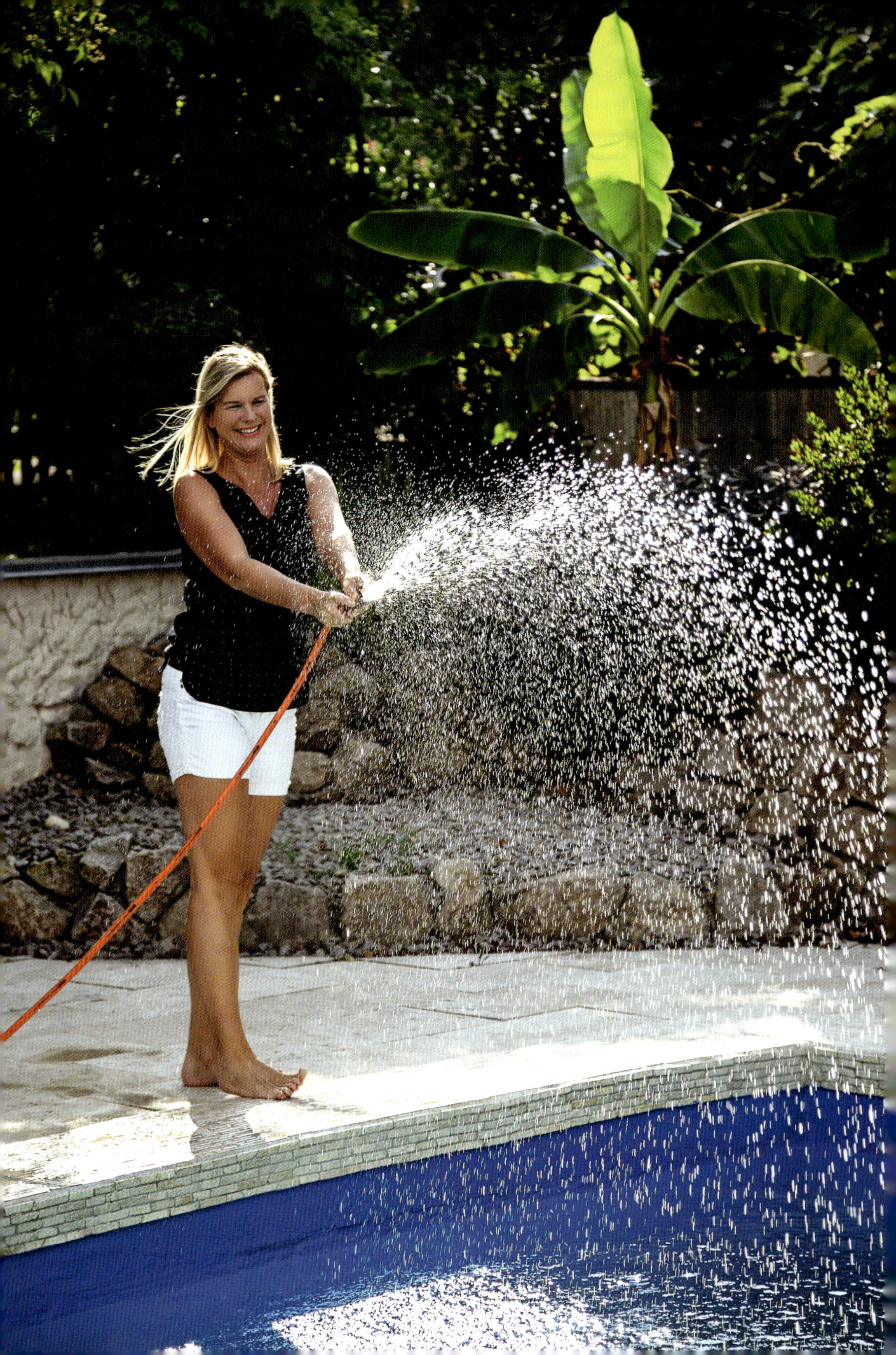

9 LEBE MIT LEIDENSCHAFT

Man heilt Leidenschaft nicht durch Verstand, sondern nur durch andere Leidenschaften.

LUDWIG BÖRNE

VERSTEHEN

»Was hat Leidenschaft mit Abnehmen zu tun?«, fragst du dich vielleicht gerade. Nun, in jedem Menschen steckt ein Pionier – und auch ein Stück Bequemlichkeit. Der Wunsch, Neues zu entdecken und ein abenteuerliches Leben zu führen, bleibt, auch wenn die Bequemlichkeit die Oberhand gewinnt. Dann versuchen wir, diese Sehnsucht anderweitig zu stillen, möglicherweise mit Essen.

Es scheint ja für den Moment auch zu funktionieren, denn Essen kann sich zu einer Leidenschaft entwickeln. Bist du aber erst einmal deiner wirklichen Sehnsucht auf die Spur gekommen, wird sich dein Verlangen verlagern.

Gegen echten Lebenshunger hilft keine Tafel Schokolade. Auch keine Gummibärchen.

War das alles?

Kannst du dich noch an frühere Zeiten erinnern? An deine Wünsche und Träume als kleines Mädchen, als kleiner Junge? Was wolltest du damals werden? Wie sah deine Vision für dein Leben aus? Was war dir wichtig? Welche Hobbys hattest du? Und was ist mit den Jahren daraus geworden?

Wir werden erwachsen, die Vernunft holt uns ein, das Leben, der Alltag. Und viele von uns sind gefangen in der jeweiligen Lebenssituation, mit der wir uns arrangiert haben.

Aber hast du mal überlegt, was dein Herz höherschlagen lässt? Wozu du geschaffen wurdest und welche Gaben und Talente in dir schlummern? Wie oft lachst du noch, bist du ausgelassen? Was hat das Leben aus dir gemacht?

Vielleicht lebst du bereits deinen Traum, hast deine Leidenschaft gefunden, dich weiterentwickelt und bist offen für Neues. Vielleicht bist du aber auch irgendwann oder irgendwo stehen geblieben und fragst dich, ob das alles im Leben sein soll.

Das Komfortzonenmodell

Kennst du das Komfortzonenmodell?

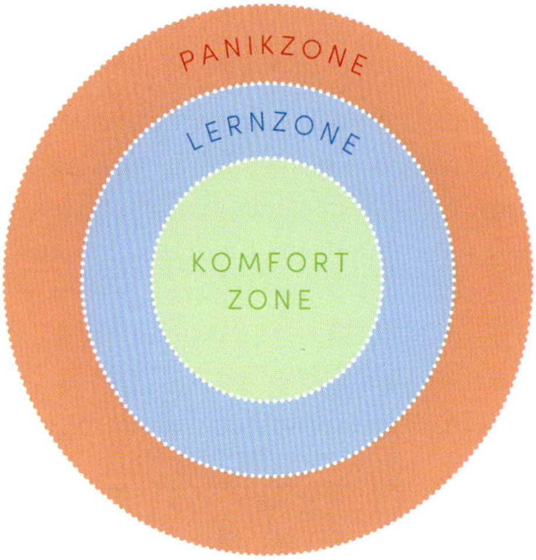

Unser normales Leben mit seiner Alltagsroutine ist die Komfortzone, in der wir uns bewegen. Hier ist alles sicher und vertraut, wir brauchen uns nicht übermäßig anzustrengen und die Abläufe sind vorgegeben. Zu dieser Komfortzone gehören der langjährige Wohnort, Familie und Freunde, der Beruf, in dem wir bereits eine gewisse Erfahrung besitzen, und alle Dinge, die wir erledigen, ohne darüber nachdenken zu müssen. Dieser Bereich verleiht uns Sicherheit und eine gewisse Form von Komfort.

Sobald sich nun etwas in deinem Leben verändert, was diesen Komfort stört, bewegst du dich aus dieser Zone heraus. Das kann ein Umzug sein, eine neue Partnerschaft, ein Jobwechsel, ein neues Hobby – alle herausfordernden, nicht kalkulierbaren Veränderungen, die vielleicht auch ein Risiko mit sich bringen.

Da bekommst du plötzlich schwitzige Hände, ein bisschen Herzklopfen, da müssen Entscheidungen getroffen werden und du verlässt die Sicherheit des Gewohnten. Ist das Risiko zu hoch, bekommst du Panik, und das kann wiederum dazu führen, dass du dich gar nichts mehr traust.

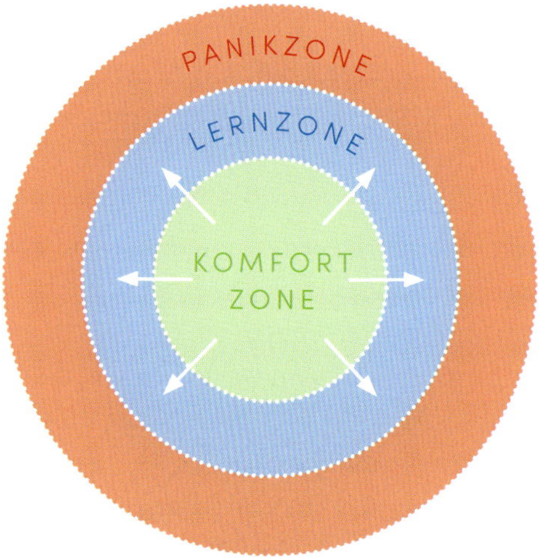

Wir möchten dich jedoch herausfordern, deine Komfortzone öfter einmal zu verlassen, um sie dadurch zu erweitern. Die Chancen zu ergreifen, die sich dir bieten! Je kreativer und leidenschaftlicher du lebst, je beschäftigter du mit neuen Projekten und Zielen bist, desto weniger fokussiert bist du nämlich auf das, was du isst.

Sei offen für Neues! Für neue Menschen, neue Projekte, Aufgaben und Herausforderungen. Wie wäre es mit einem neuen Hobby? Wofür kannst du dich begeistern?

Je abwechslungsreicher und bunter dein Alltag ist, desto mehr wächst deine Fähigkeit, kreative Lösungen zu finden. Auch hinsichtlich der Schwierigkeiten, die du vielleicht auf dem Weg zu deinem Wunschgewicht bewältigen musst.

Du bewunderst andere für ihre Begabungen? Eifere ihnen nach. Probier dich aus. Sei neugierig. Sei mutig. Irgendeine Saite in dir wartet nur darauf, angeschlagen zu werden!

Es ist aufregend, neue Wege zu gehen. Da wird dein Herz ein bisschen schneller klopfen, vielleicht hast du sogar die eine oder andere schlaflose Nacht.
»Das schaffst du nie! Das kannst du sowieso nicht!«, flüstern deine alten Erfahrungen und Minderwertigkeitskomplexe. Du hast Angst, dass das Ganze schiefgehen könnte.

Natürlich ist es anstrengend, etwas Neues auszuprobieren. Es kostet etwas, alte Erfahrungen abzuschütteln und das Risiko einzugehen, sich zu blamieren oder zu versagen. Aber es lohnt sich!

Mut zum Risiko

Wie viele Bücher sind nie geschrieben, wie viele Lieder nie komponiert worden? Wie viele wichtige Projekte wurden nicht beendet, weil die betreffenden Personen zu sehr darauf bedacht waren, sich nicht zu blamieren, ihren Ruf nicht zu ruinieren?

Geh doch ruhig mal ein Risiko ein. Was kann schon Schlimmes passieren? Du könntest versagen. Und dann? Dreht die Welt sich dennoch weiter, und du stehst auf, hebst den Kopf und gehst vorwärts.

> Am Ende bereust du nicht das, was du falsch gemacht hast, sondern dass du nichts gemacht hast.

Mut zur Leidenschaft

Trau dich, leidenschaftlich zu leben! In unserem Innern tobt ein Kampf, und leider verliert unsere Leidenschaft oft gegen die Bequemlichkeit. Doch je besser du deine Gaben und Talente kennst, je mutiger und freier du bist, sie auch einzusetzen, desto intensiver und aufregender wird dein Leben. Die Amerikaner sagen: »Passion pays.« Leidenschaft lohnt sich!

> Nicht, weil es schwer ist, wagen wir es nicht, sondern weil wir es nicht wagen, ist es schwer.
>
> LUCIUS ANNAEUS SENECA

Hab den Mut, Fehler zu machen und trotzdem dranzubleiben

Thomas Edison, der Erfinder der Glühlampe, bekam einmal von einem Reporter die Frage vorgelegt, ob er wirklich 2000 Fehlversuche gemacht habe, bevor ihm die Erfindung gelungen sei.

»Ich hatte keinen einzigen Fehlversuch«, antwortete er. »Die Erfindung benötigte nur einen 2000-Schritte-Prozess.« Er sah die unzähligen Experimente nicht als Fehler, sondern als wichtige Lektionen und Gelegenheiten für Erfolg.

Edison wurde mit 1093 Erfindungen und durchschnittlich einem Patent in jeder zweiten Woche seines Arbeitslebens einer der erfolgreichsten Erfinder. Er wusste, was es bedeutet, dranzubleiben.

> Wenn etwas nicht funktioniert, was du versucht hast, nenn es Experiment.

Was willst du?

Nicht jeder schreibt ein Buch oder erfindet irgendetwas. Das sind für dich vielleicht abstrakte Beispiele. Aber hast du mal darüber nachgedacht, was dir Freude machen würde? Was deine Leidenschaft wecken könnte?

Wie sieht dein Alltag aus? Bist du in einer Partnerschaft? Wenn ja, bist du glücklich? Hat sich die Partnerschaft so entwickelt, wie du dir das vorgestellt hast? Falls du Kinder hast: Wie steht es um deine Beziehung zu ihnen? Hast du Freunde, die dich so nehmen, wie du bist? Wünschst du dir tiefere Freundschaften oder einen größeren Freundeskreis? Wie zufrieden bist du an deinem Arbeitsplatz? Wie viel Zeit investierst du in deine Hobbys? Hast du überhaupt welche? Bist du dankbar, wenn du auf dein Leben schaust, oder eher unzufrieden?

Die Frage nach der eigenen Leidenschaft ist manchmal gar nicht so leicht zu beantworten. »Du fragst mich nach meiner Leidenschaft? Ich bin froh, wenn ich im Alltag überlebe und abends alles erledigt habe, was zu tun ist«, bekommen wir hin und wieder in unseren *Lebe-leichter*-Kursen zur Antwort.

Wäre aber nicht genau das der richtige Moment, um über dein Leben nachzudenken? Hast du dir das so vorgestellt? Bist du glücklich mit dem, was du machst und wie du lebst? Nimm dir doch mal einen Moment Zeit, um folgende acht Bereiche deines Lebens zu reflektieren. Womit bist du zufrieden, was läuft richtig gut?

- Gesundheit
- Familie
- Arbeit
- Beziehungen

- Finanzen
- Besitz
- Glaube
- Eigene Bedürfnisse

Dankbarkeit für das, was im Leben gut läuft, ist ein Schlüssel für innere Zufriedenheit. Das bedeutet aber nicht, dass wir uns mit Umständen arrangieren müssen, die wir gerne verändern würden.

Viele Menschen haben das Gefühl, sich in einem Hamsterrad zu befinden. Sie wünschen nichts sehnlicher, als dass sich die Situation zum Positiven verändert. Aber sie wissen nicht, dass sie sich dafür erst einmal mit ihrem Wunsch nach Veränderung beschäftigen müssen. Sie müssen herausfinden, was sie wirklich wollen. Und was sie daran hindert, dieses Ziel zu erreichen.

Oft erscheint ihnen die Möglichkeit, jemand anderen zu verändern, viel angenehmer, als an sich selbst zu arbeiten. So bleiben sie lieber in ihrem eingefahrenen Trott: der Arbeit, die ihnen keinen Spaß macht, der Unzufriedenheit mit ihrer Familie, ihrem Aussehen, ihrer Gesundheit. Ihr Hunger nach Veränderung soll dann mit Essen gestillt werden, aber echte Befriedigung gibt es nicht.

Wie sieht es in deinem Herzen aus? Welche Träume und Wünsche nach Veränderung schlummern in dir?

Du weißt es noch nicht? Dann wird es Zeit, sich dieser Frage zu stellen.

VERÄNDERN

Investiere Zeit, Kraft und vielleicht sogar Geld, um deine Persönlichkeit mit allen ihren Facetten zu entfalten. Dafür brauchst du keine teuren Motivationscoachs anzuheuern, sondern dich nur mit folgenden Fragen zu beschäftigen: »Welchen Bereich meines Lebens würde ich gerne verändern? Und was muss ich dafür tun?«

Was hindert dich daran, die Sache anzugehen?

Klar, ein Schritt raus aus der Komfortzone bedeutet immer: erst einmal Luft holen, durchatmen, Pläne schmieden und Mut sammeln.

> Mut ist nicht die Abwesenheit von Angst, sondern das Handeln trotz Angst.

Hast du dich jedoch erst einmal überwunden und einen Schritt aus der Komfortzone in die Lernzone gewagt, wird genau dieser Schritt deine Komfortzone erweitern. Denn das Neue, Ungewohnte wird irgendwann ebenfalls zur Routine werden. Mit jeder neuen Herausforderung, der du dich stellst, vergrößerst du also deine Komfortzone.

Überlege einmal, was du in deiner Vergangenheit schon gelernt hast. Vielleicht das Autofahren. Kannst du dich noch an deine erste Fahrstunde erinnern? War das aufregend. Kupplung treten, Gang rein, Kupplung langsam kommen lassen, Gas geben und dabei auch noch auf den Verkehr achten. Wie schnell schlug dein Herz damals?

Und wie sieht es heute aus? Autofahren ist dir sicher längst zur Routine geworden. Alles funktioniert wie von selbst, ohne dass du auch nur im Geringsten darüber nachdenken müsstest.

Der Beginn einer Partnerschaft ist ebenfalls aufregend und mit viel Herzklopfen verbunden. Doch nach einigen Jahren ist (leider) auch das zur Normalität geworden. Der neue Arbeitsplatz, an dem anfangs alles so kompliziert schien, ist heute manchmal ein bisschen langweilig …

Alles Neue beschleunigt zunächst einmal deinen Puls, aber mit der Zeit erweitert es deinen Horizont. Es lohnt sich, in deine Entwicklung zu investieren!

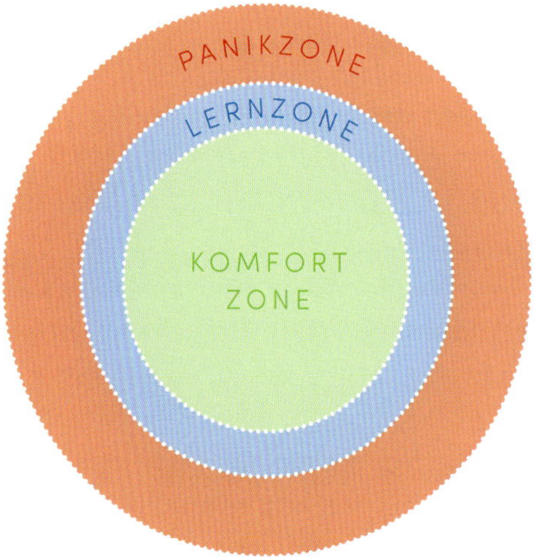

Mut bedeutet, in die Schlacht zu ziehen und zu wissen, dass man gewinnen, aber auch verlieren kann.

Zukunft gestalten

»Überlege dir heute einmal, wie dein Leben in 5 Jahren, in 10 Jahren, in 20 Jahren aussehen soll.« Diese Aufforderung richten wir an unsere Teilnehmerinnen bei Body-Spirit-Soul-konkret.

»Unsere Wünsche sind Vorboten der Fähigkeiten, die in uns liegen«, schreibt Goethe.

- Was wünschst du dir? Gute Freundschaften? Gute Beziehungen sind eine Investition fürs Leben und wichtiger als eine neue Kücheneinrichtung, ein tolles Auto oder ein schicker Urlaub.
- Welche Fähigkeiten möchtest du in den nächsten Jahren weiterentwickeln?
- Welche Begabungen und Talente stecken in dir?
- Was bringt deine Augen zum Funkeln?
- Was lässt dein Herz höherschlagen?
- Was wolltest du schon immer einmal machen?
- Welche Veränderung möchtest du vornehmen?

Schreib doch einmal auf, was dir zu diesen Fragen in den Sinn kommt, ohne vorher lange darüber nachzudenken. Mach erst Schluss, wenn du mehrere Ideen zu Papier gebracht hast. Und werte das alles erst einmal nicht. Es tut gut, die Gedanken fließen zu lassen und sie später zu ordnen.

Eine kreative Methode, um seine Gedanken zu sortieren, ist das Mindmapping. Denk, so oft es geht, schriftlich. Denn Schreiben ordnet deine innere Welt. Was, möchtest du, sollen andere über dich an deinem 80. Geburtstag sagen? Welcher Mensch möchtest du sein?

Dein Leben und deine Entscheidungen von heute bestimmen darüber, welcher Mensch du morgen sein wirst. Du schreibst jetzt an deiner eigenen Autobiografie. Schreib sie so, dass du am Ende zufrieden bist und nichts bereust.

> Wenn ich am Ende meines Lebens gefragt werde, wie ich das Geschenk des Lebens genutzt habe – und ich werde sicher gefragt –, möchte ich nicht mit einer Ausrede dastehen.

LEBE-LEICHTER-COACH-TIPP

Geh auf die Suche nach deiner Leidenschaft, die nichts mit Essen zu tun hat. Nimm dir doch mal ein paar Stunden Zeit, vielleicht mit einer Freundin, einem Freund oder deinem Partner, und erstell eine Leidenschaftscollage – klebe dir dein Bild voller Leidenschaft. Nimm dazu Zeitschriften, Reisekataloge oder sonstige Prospekte und schneide die Bilder aus, die du mit Begeisterung und Leidenschaft verbindest und die dich ganz spontan ansprechen. Klebe sie auf ein großes Blatt und lass sie auf dich wirken. Finde heraus, was dich berührt und was du gerne mal selbst tun würdest.

Falls ihr zu zweit seid, könnt ihr euch darüber austauschen und überlegen, was wie wann machbar wäre. Erspüre in Gedanken schon etwas von der Begeisterung und Leidenschaft, die in dir steckt und entdeckt werden möchte.

Wenn du dir diese Collage gut sichtbar aufhängst, wirst du dich eher an deine Träume erinnern und sie auch verwirklichen. Allein das Planen schafft bereits Leidenschaft.

VERTIEFEN

Es ist kein Zufall, dass du auf der Welt bist. Auch deine Lebensträume und Herzenswünsche sind kein Zufall. Gott hat dir Träume ins Herz gelegt. Sie sollen einen Platz in deinem Leben bekommen. Gott hat dein Dasein hier und jetzt geplant. Er hat dich perfekt auf deine Umwelt und deine Umstände abgestimmt. Die Welt braucht dich, Gott braucht dich.

> Ich danke dir, dass du mich so herrlich und ausgezeichnet gemacht hast! Wunderbar sind deine Werke, das weiß ich wohl. Du hast zugesehen, wie ich im Verborgenen gestaltet wurde, wie ich gebildet wurde im Dunkel des Mutterleibes. Du hast mich gesehen, bevor ich geboren war. Jeder Tag meines Lebens war in deinem Buch geschrieben. Jeder Augenblick stand fest, noch bevor der erste Tag begann. Wie kostbar sind deine Gedanken über mich, Gott! Es sind unendlich viele.
>
> PSALM 139,14-17

Gott möchte, dass jede Begabung, die in dir schlummert, zum Vorschein kommt. Er möchte mit dir Abenteuer erleben – Glaubensabenteuer.

Hört sich das gerade für dich ein bisschen schräg an? Lass dich doch trotzdem mal auf diesen Gedanken ein. Als Gott die Menschen schuf, gab er ihnen den Auftrag, die Erde in Besitz zu nehmen, sie zu bebauen und zu bewahren. Er hat ein ungeheures Potenzial in jeden einzelnen Menschen hineingelegt – auch in dich!

Oft erkennen wir jedoch gar nicht, wozu wir eigentlich fähig wären. Die Sehnsucht, gemäß unserer Bestimmung zu leben, lässt sich nicht ein Leben lang unterdrücken. Deshalb spüren wir manchmal diese innere Unruhe, wenn die Bequemlichkeit siegt. Doch sobald du beginnst, diese nicht mehr mit Essen zu kompensieren, befreist du den Schmetterling aus seinem Kokon.

> Gerade als die Raupe dachte,
> ihr Leben sei vorbei,
> wurde sie zum Schmetterling.

Tu's einfach

Wann war das letzte Mal, dass du etwas zum ersten Mal gemacht hast? Überwinde dich dazu, Neuland zu betreten. Das liegt in deinen Genen! Tu möglichst oft etwas, wovor du dich ein bisschen fürchtest. Trainier deinen Mut-Muskel. Auch echte Pioniere hatten vor ihren Expeditionen Angst. Aber sie haben sich davon nicht abhalten lassen, sondern sind trotzdem aufgebrochen.

> Mut ist Angst, die gebetet hat.
>
> CORRIE TEN BOOM

Nichtstun beinhaltet übrigens auch ein Risiko: Nichts zu erleben, nichts zu bewegen, nichts zu gestalten. Lock also deine Kreativität aus dir heraus. Begib dich in ungewohnte Situationen. Geh ein Risiko ein, um dich weiterzuentwickeln.

Kreativ zu sein, bedeutet, dass man sich selbst herausfordert und an der Umsetzung eines Wunsches arbeitet, statt auf den mühelosen Erfolg zu hoffen. Das erfordert eine gewisse Anstrengung und den Blick über den eigenen Tellerrand hinaus. Ein bewusstes Verlassen der Komfortzone. Falls wir es gewohnt sind, uns nur berieseln zu lassen und unser Leben gleichförmig zu leben, kann dies zu Beginn ein zäher Prozess sein.

Vielleicht wolltest du schon immer einmal reiten lernen? Den Motorradführerschein machen, mit der Achterbahn fahren, einen Fallschirmsprung wagen? Jedes Risiko, das du eingehst, bringt dich ein Stückchen weiter.

Vielleicht hast du Angst, vor Menschen zu reden? Melde dich zu einem Rhetorikkurs an der Volkshochschule an. Was hindert dich daran? Und dann? Taste dich langsam mit deinen neuen Erfahrungen nach vorne. Melde dich beim Elternabend zu Wort. Übernimm freiwillig die Moderation eines bunten Abends oder einer Betriebsversammlung.

Der Bildhauer und Künstler Michelangelo schrieb: »Wenn die Menschen wüssten, wie hart ich daran arbeite, fänden sie meine Leistung nicht so beeindruckend.« Und: »Ich sah den Engel im Marmor und meißelte, bis er hervorkam.« Michelangelo hatte eine Vision, er hatte ein Ziel, und er arbeitete, bis das Werk vollendet war. Heute staunt die Nachwelt über seine Kunst.

Du brauchst nicht malen zu können wie Michelangelo oder singen wie Andrea Bocelli. Du sollst nur die Bestausgabe von dir selbst sein. Du bist dazu berufen, die Welt durch dein Leben, deine Energie, deine Talente und dein Herzblut ein Stückchen besser zu machen. Ein neues Leben bekommst du nicht. Nur jeden Tag neue Gelegenheiten, dein Leben zu gestalten.

Vom Himmel gepflückt

Im dem Moment, wo du dich mit Leidenschaft und möglichst wenig Selbstmitleid den Herausforderungen stellst, mit denen du gerade konfrontiert wirst, kommt Gott auf die Bühne. Er schafft Möglichkeiten, über die du nur staunen kannst. Dann wird es richtig spannend.

Wir haben das selbst erlebt, oder dachtest du, wir hätten das *Lebe-leichter*-Programm und das Body-Spirit-Soul-Programm so ganz ohne Herzklopfen entwickelt? Es gab eine Idee, die zur Vision wurde, dann haben wir unsere Angst überwunden, angefangen und Gott vertraut, dass er es schon richtig machen wird. Und manchmal hatten wir das Gefühl, dass wir die Möglichkeiten einfach so vom Himmel pflücken konnten.

Wie sieht dein Traum aus? Was könnte deine Vision sein? Sei gespannt darauf, wie eine neue Leidenschaft dein Leben verändert.

Auf die Plätze, fertig, los

Bist du bereit, zu neuen Ufern aufzubrechen? Deine Leidenschaft gilt nun weniger den schnellen Genüssen wie Essen und Trinken, vielmehr willst du das Leben neu entdecken.

Durch die Veränderungen, die du an Körper, Geist und Seele erlebst, wandelt sich dein ganzes Erscheinungsbild. Diese Umgestaltung ist nicht nur äußerer Natur. Klar sieht man dir mittlerweile schon an, dass du abgenommen hast. Acht Wochen liegen jetzt schon hinter dir, das könnte eine Kleidergröße kleiner sein.

Aber was viel beeindruckender ist: Du strahlst ein neues Selbstbewusstsein und eine Leichtigkeit aus, die tief aus deinem Inneren kommt. Du erwartest die Veränderung nicht länger von deiner Umgebung, sondern fängst bei dir selbst an. Du arbeitest an deiner Entwicklung und bist dankbar für die positiven Prozesse, die durch deine Entscheidung, abzunehmen, angestoßen wurden.

Es wird Zeit, mal vor den Spiegel zu treten, dich anzulächeln und mit dem Ergebnis zufrieden zu sein. Du weißt, du bist geliebt – von Gott und von dir selbst.

> Was vor uns liegt und was
> hinter uns liegt,
> ist nichts im Vergleich zu dem,
> was in uns liegt.
> Und wenn wir das,
> was in uns liegt,
> nach außen in die Welt tragen,
> geschehen Wunder.
>
> HENRY DAVID THOREAU

Was meinst du: Lass uns mal an Wunder glauben und ein bisschen so werden wie Pippi Langstrumpf!

Sie alle sehen eher aus wie Annika
rank und schlank
zierlich manierlich
schön anzusehen
umhegt gepflegt
in der Schule gute Noten
braune Haare, keine roten

Sie alle benehmen sich eher so
wie Annika
richtig vorsichtig
niedlich fleißig
pünktlich ordentlich
normal egal
ihr Leben verläuft ganz gut
zu allem andern fehlt der Mut

Sie alle gucken eher so wie Annika
und wohnen so wie Annika
und leben so wie Annika
unscheinbar, schüchtern
lieb, gesund
nie sprechen mit vollem Mund
weit weg von Villa Kunterbunt

Sie alle sind eher so wie Annika
Pippi Langstrumpf ist nicht da
ich wünschte mein Traum würde
wahr.

Dass die Annikas stark werden
mutig, schlau und frei
tanzen, spielen, reiten
Spaghetti mit der Schere schneiden
sich von andern unterscheiden
nach der eignen Mode kleiden

andern helfen, was riskieren
sich nicht dauernd schüchtern zieren
und wegen der Manieren
niemanden schockieren
nicht nur frisieren und lackieren
auch experimentieren
und köstlich amüsieren
was Besondres aus dem Leben machen
viel sehen, spielen und viel lachen

Ihr alle, die ihr eher seid wie Annika
ich wünschte
Pippi Langstrumpf zöge neben euch
ein
und ihr machtet euch die Welt
widde widde wie sie euch gefällt.

»PIPPI LANGSTRUMPF ODER WEIT WEG VON VILLA KUNTERBUNT«
CHRISTINA BRUDERECK[3]

WOCHENZIEL

Finde heraus, in welchem Bereich deines Lebens du dir eine Veränderung wünschst.

FRAGEN ZUM WEITERDENKEN

Welche Träume hast du, die du dir erfüllen möchtest?

Welche Angst möchtest du überwinden?

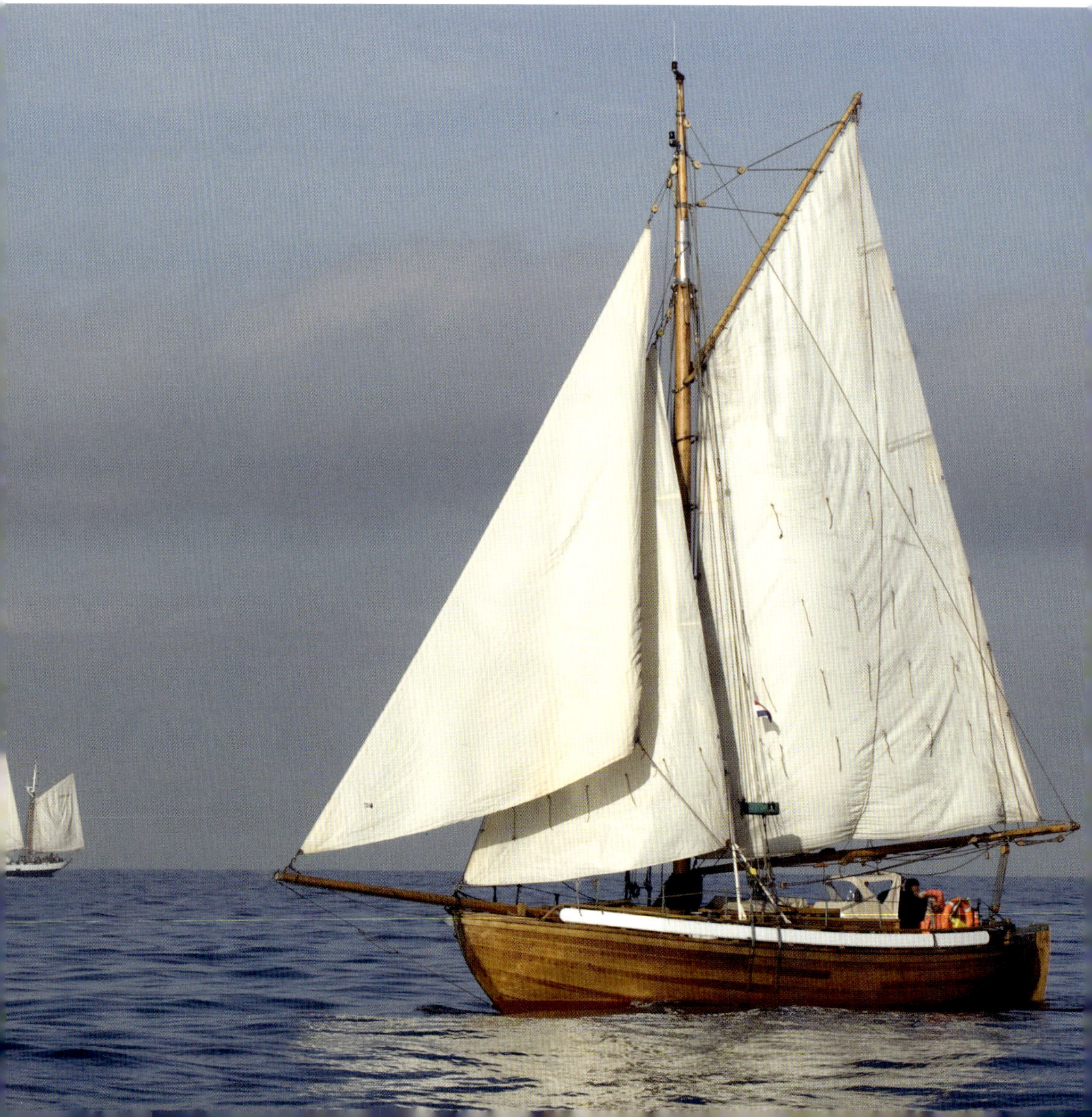

Leben heißt

nicht nur leisten.

Spaß, Freude und

funkelnde Augen

gehören auch dazu.

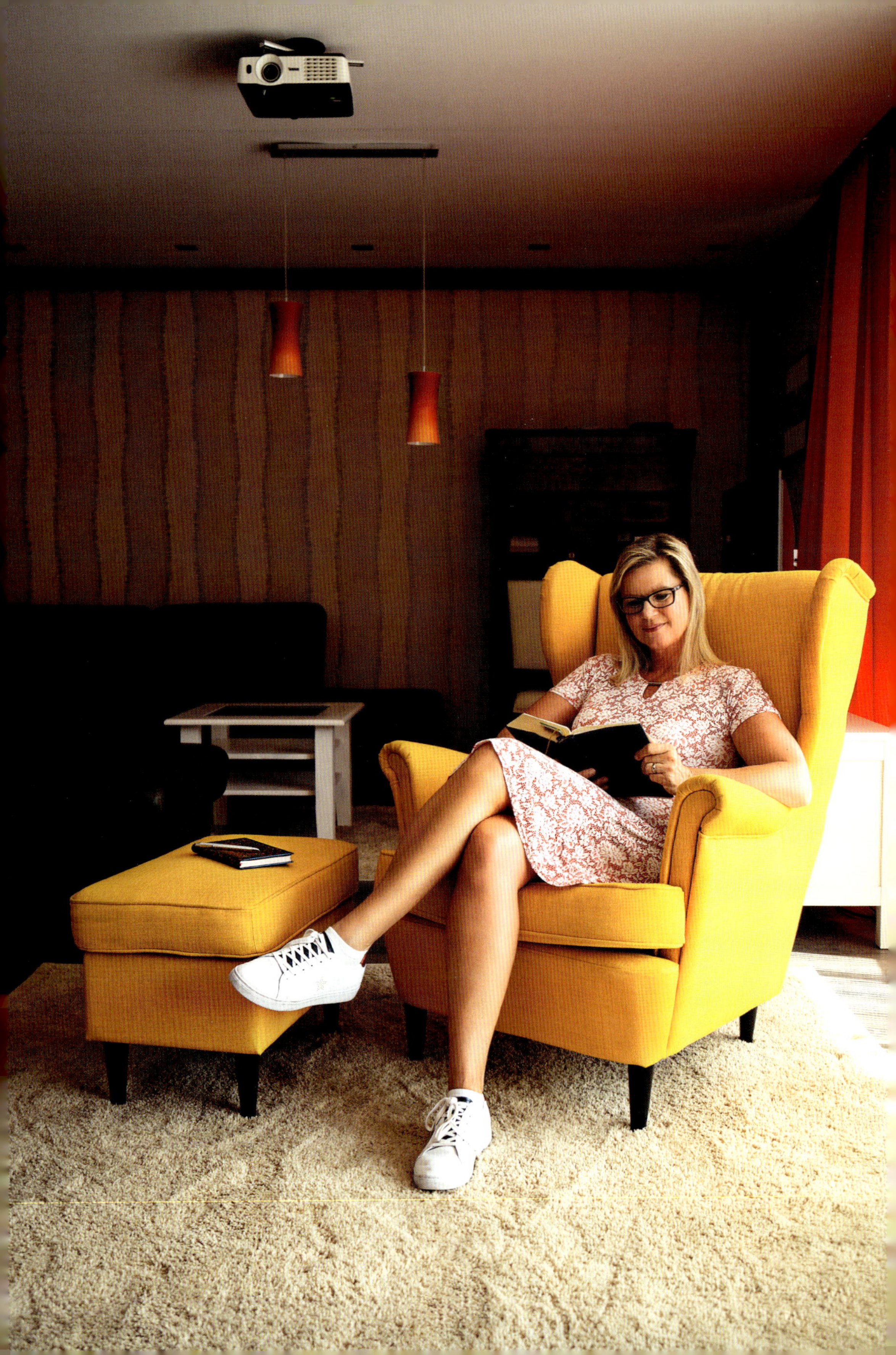

10 LEBE MIT MASSSTÄBEN UND WERTEN

Das Erfolgsgeheimnis von *Lebe leichter*: Qualität statt Quantität. Klasse statt Masse.

VERSTEHEN

Stell dir vor, du bist zu einem exquisiten 5-Gänge-Menü in ein teures Restaurant eingeladen. Dort kocht man nur mit den besten Zutaten, alles frisch und in Bioqualität. Du freust dich schon den ganzen Tag darauf, aber auf der Fahrt zum Restaurant bekommst du Hunger.

Du hältst bei einer Fast-Food-Kette, holst dir einen Burger, Pommes frites und eine Cola. Für den Nachtisch nimmst du dir noch einen Muffin mit. Als die Kassiererin etwas später an der Tankstelle fragt, ob es sonst noch was sein darf, legst du noch schnell ein Eis auf die Theke, bevor du bezahlst.

Am Restaurant angekommen, merkst du, wie satt du bist. Die Vorfreude auf den kulinarischen Abend ist dahin. Du bist schläfrig und wünschst dir, du hättest mit dem Essen gewartet.

Optimum statt Maximum

So extrem wie in diesem Beispiel oben passiert das wohl den wenigsten. Aber unser Appetit wird ständig umworben. Überall werden XXL-Portionen angeboten: »All you can eat«-Angebote im China-Restaurant, das überdimensional große Nutellaglas im Sonderangebot, Gummibärchen in der 360-g-Tüte, die günstige Familienpackung Eis, »Nimm 5 Krapfen und bezahl 3« …

Es ist ganz schön schwer, das Optimum zu wählen anstelle des Maximums, besonders wenn die Angebote gratis sind. Aber es lohnt sich. Und Übung macht den Meister!

»Nein danke, heute nicht.« – »Vielleicht später.« – »Ich bin zufrieden.« – »Ich habe mehr als genug.«

Schon nach ein paar Wochen *Lebe leichter* hat sich dein Magen an die kleineren Portionen gewöhnt und signalisiert früher als bisher »satt«. Er unterscheidet nicht, ob er gesund oder ungesund gedehnt wurde, sondern aufgrund der Füllung des Magens und dem Sättigungssignal des Gehirns.

Je konsequenter du dich an die Portionsgröße »Teller« hältst und nichts zwischendurch isst, desto einfacher wird es, mit kleineren Portionen auszukommen. Gleichzeitig trainierst du den »Gute-Gewohnheiten-Muskel«.

Genießen lernen

Einige dieser Tipps wurden schon erwähnt, aber wir möchten dich noch einmal daran erinnern:

- Richte deine Mahlzeit schön an, denn das Auge isst mit.
- Halte kurz inne, bevor du mit der Mahlzeit beginnst. Nimm bewusst den Duft des Essens wahr.
- Nimm dir ausreichend Zeit zum Essen. Das Sättigungsgefühl stellt sich erst nach ca. 20–30 Minuten ein. Schnell- und Stress-Esser können in dieser Zeit bereits erhebliche Mengen gegessen haben.
- Leg immer wieder mal das Besteck beiseite. Langsam essen lernen heißt: weniger essen und mehr genießen.
- Kau in aller Ruhe und genieß jeden Bissen.
- Wenn du gleichzeitig liest, fernsiehst oder nebenbei arbeitest, passiert es leichter, dass du das Sättigungsgefühl übergehst.
- Iss nicht weiter, nur weil noch etwas auf dem Teller liegt. Beende die Mahlzeit, wenn sich die Sättigung einstellt.
- Wenn der Teller leer ist und du noch hungrig bist, prüf erst mal: Ist es wirklich Hunger? Oder nur Appetit? Sind schon 20 Minuten vergangen? Wenn du wirklich noch Hunger hast, darfst du dir Gemüse nachnehmen, eventuell auch Obst, aber beachte die Menge.

»Die gesündeste Turnübung ist das rechtzeitige Aufstehen vom Tisch«, sagte Giorgio Pasetti. Wenn sich das Sättigungsgefühl nach der Mahlzeit noch nicht eingestellt hat, hilft es auf jeden Fall, dich abzulenken. Und irgendwann merkst du: Du bist ja satt.

Das Spannende im Leben ist das Leben, nicht das Essen.

Ist gesundes XXL erlaubt?

Viele Hersteller von Lightprodukten wollen uns einreden, von bestimmten Produkten könnten wir so viel essen, wie wir wollen. Trenddiäten propagieren das unbegrenzte Essen von Obst und Gemüse oder großer Mengen eiweißreicher Lebensmittel wie fettarmem Fleisch und Milchprodukten.

Theoretisch stimmt es natürlich, dass Obst und Gemüse sowie Magerquark und 0,1-Joghurt nur wenige Kalorien haben.

Trotzdem raten wir, auch hier Maß zu halten. Vielleicht hattest du die Gewohnheit, immer viel zu große Mengen

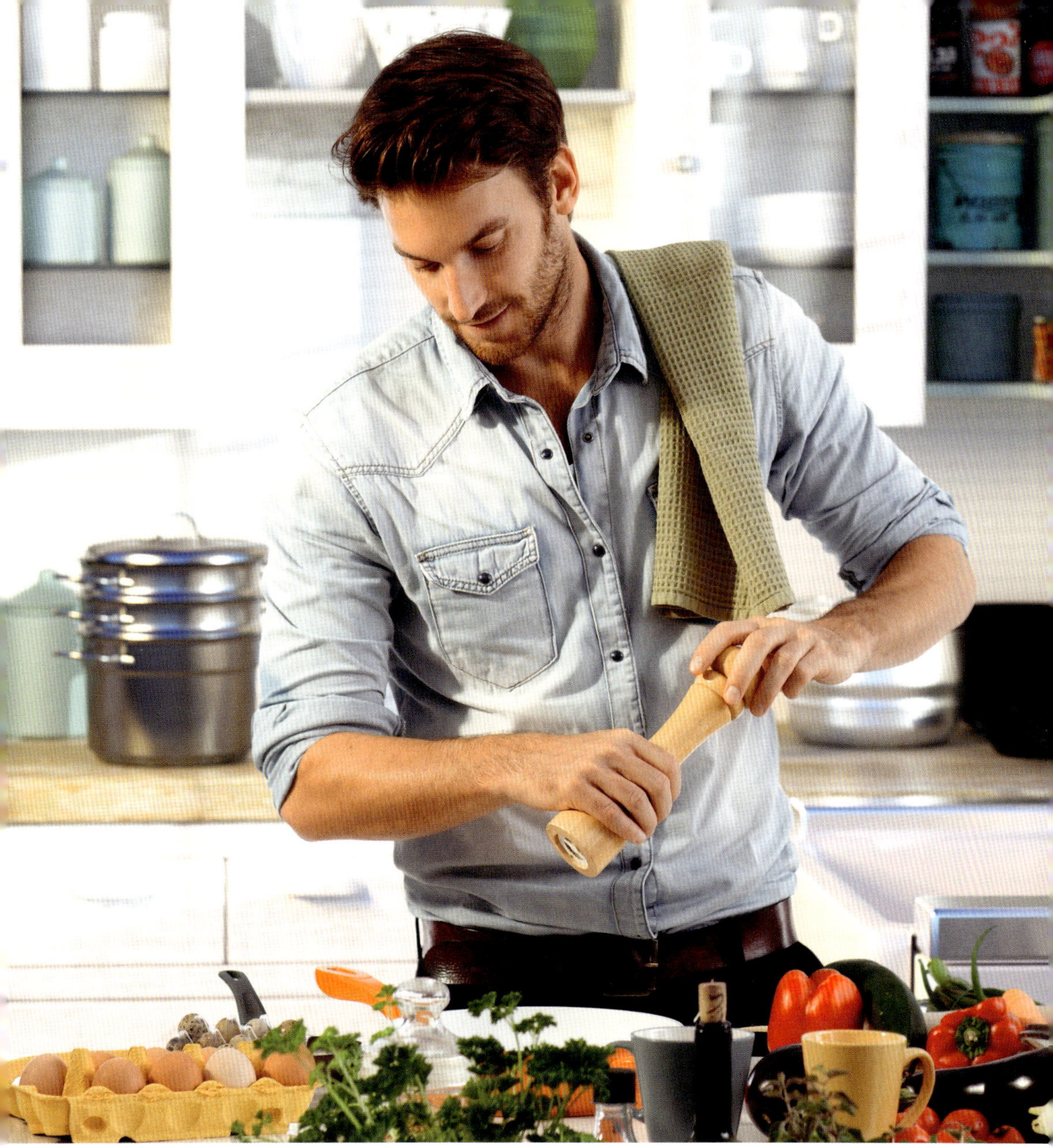

zu essen. Früher waren es vielleicht ungesunde, kalorienreiche Lebensmittel. Wenn du nun die kalorienreichen gegen die kalorienarmen Varianten eintauschst, gewöhnt sich der Magen nicht um. Das Muster »viel zu viel« bleibt.

Genau das wollen wir mit dem *Lebe-leichter*-Programm verändern. Die Drei-Mahlzeiten-Regel und die Tellerportion helfen dir dabei, das gesunde Maß wiederzufinden.

Kreuzungen – Erfahrungsbericht Beate

Im Laufe meines Lebens bin ich ernährungsmäßig öfter an Kreuzungen gekommen. Eine davon war meine Erfahrung mit einem Jahr Magersucht als 14-Jährige.

Eine andere Kreuzung war ein Besuch bei Freunden während meiner ersten Schwangerschaft. Die Frau hatte einige Monate vorher ihr erstes Baby bekommen und sah immer noch ziemlich schwanger aus. Ich selbst hatte zwar erst ein Mini-Bäuchlein, doch mir wurde schlagartig bewusst, dass mir die Schwangerschaft keinen Freibrief für unkontrollierten Süßigkeitenkonsum verschaffte. Alle Extrapfunde würde ich auch wieder abnehmen müssen!

Um die 50 fand ich mich aufgrund von hormonellen Turbulenzen öfter an der Tsunami-Kreuzung, wo Wegmarkierungen standen wie: »Akzeptier einfach, dass dein Gewicht in diesem Alter hochgeht (inklusive aller Kollateralschäden wie dieser gewöhnungsbedürftigen Schwere, Trägheit und enger werdenden Klamotten).« Es stimmt, dass Menschen mit zunehmendem Alter einen geringeren Kalorienverbrauch haben. Der Tsunami hängt aber nicht mit den Wechseljahren zusammen. Der Körper neigt mit den Jahren einfach dazu, Muskeln ab- und dafür Speckröllchen aufzubauen. Aber ich bin trotzdem selbst der Regierungschef über meinen Körper und muss ihn nicht aus der Fassung geraten lassen.

Es lohnt sich, an einer Kreuzung den richtigen Weg einzuschlagen, das habe ich jedes Mal erlebt. Und wenn ich doch mal falsch abgebogen war, konnte ich jederzeit wieder umdrehen. Dem Körper ging's gleich besser, mein Energielevel stieg sofort wieder an, meine Stimmung verbesserte sich und ich brauchte kein Geld für neue Klamotten auszugeben, weil die Sachen vom letzten Jahr noch passten. Zur Belohnung hab ich mir dann aber trotzdem mal was schönes Neues besorgt.

Wie du heute mit deinem Körper umgehst, hat Einfluss auf alles andere, was heute geschieht.

Es gibt noch jede Menge anderer Kreuzungen, die über die Gesundheit des Herzens entscheiden (und hier meinen wir nicht das physische Herz). Hier den richtigen Weg einzuschlagen, ist genauso wichtig.

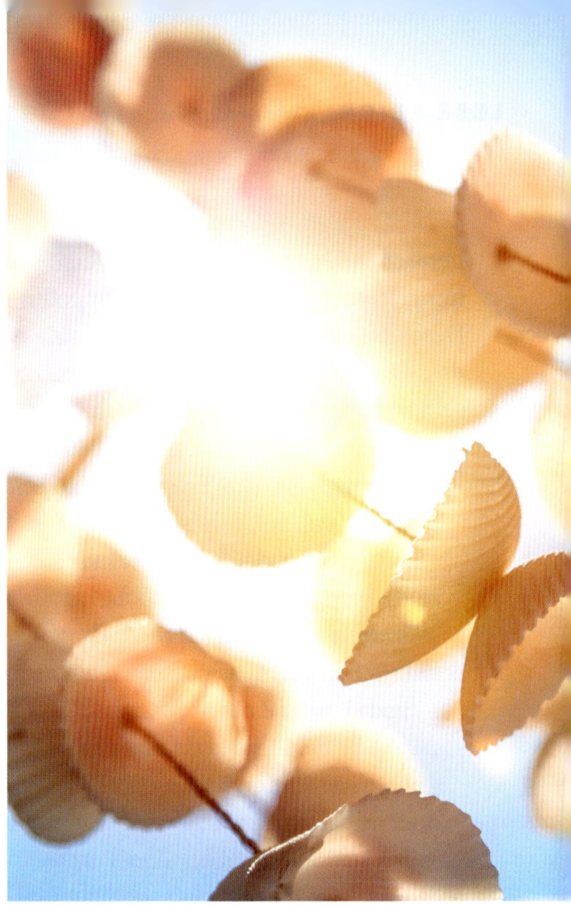

Die drei Arten von Hunger

Wir sind mit drei Arten von Hunger ausgestattet: dem physischen Hunger, dem seelischen und dem geistlichen. Physischen, also körperlichen Hunger zu erkennen, ist leicht. Aber auch die Seele hat Bedürfnisse, die gestillt werden möchten. Auch die fühlen sich manchmal wie Hunger an. Und tief in unserem Inneren gibt es eine dritte Art von Hunger: Wir möchten wissen, woher wir kommen und wohin wir gehen. Wozu sind wir auf der Welt?

Wie bei einem Mobile alle Teile etwa gleich schwer sein müssen, damit das Mobile gerade hängt, müssen wir im Alltag immer wieder neu Prioritäten setzen, um ein gutes Gleichgewicht zu schaffen.

Körper

Physischen Hunger zu erkennen, ist einfach. Der Magen knurrt und signalisiert: Es ist Zeit für die nächste Mahlzeit. Wir essen, um satt zu werden, um uns wohlzufühlen und natürlich auch, um zu genießen. Essen hat also etwas mit unserer Lebensqualität zu tun.

Durch das ständig wachsende Angebot in der westlichen Gesellschaft wird es aber immer komplizierter, eine kluge Auswahl zu treffen. Auch gesundheitsbewussten Menschen fällt es nicht immer leicht, sich zu entscheiden. Die zahlreichen, oft widersprüchlichen Informationen, was gesund ist und was nicht, was die Abnahme fördert oder behindert, veranlasst viele dazu, ständig ihre Strategie zu ändern oder einseitig zu essen. Das stresst den Körper.

Seele

So wie der physische Hunger gestillt werden muss, braucht auch unsere Seele Nahrung. Es gibt Menschen, die seelisch verhungern. An manchen solcher Hungerzeiten sind wir nicht einmal selbst beteiligt: Das Leben bringt sie einfach mit sich.

Emotionale Esser versuchen, diesen Hunger der Seele mit Essen zu kom-

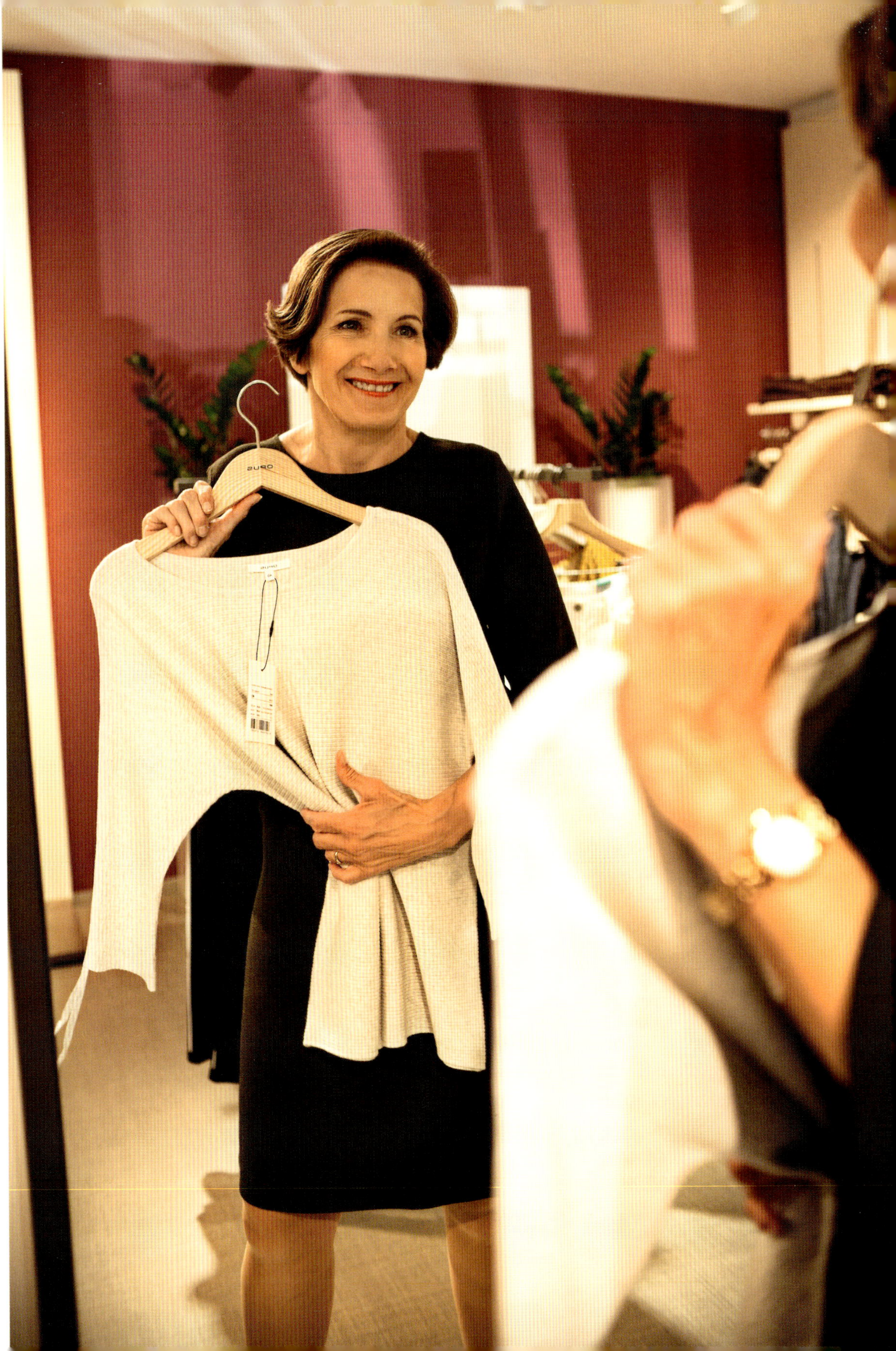

VERÄNDERN

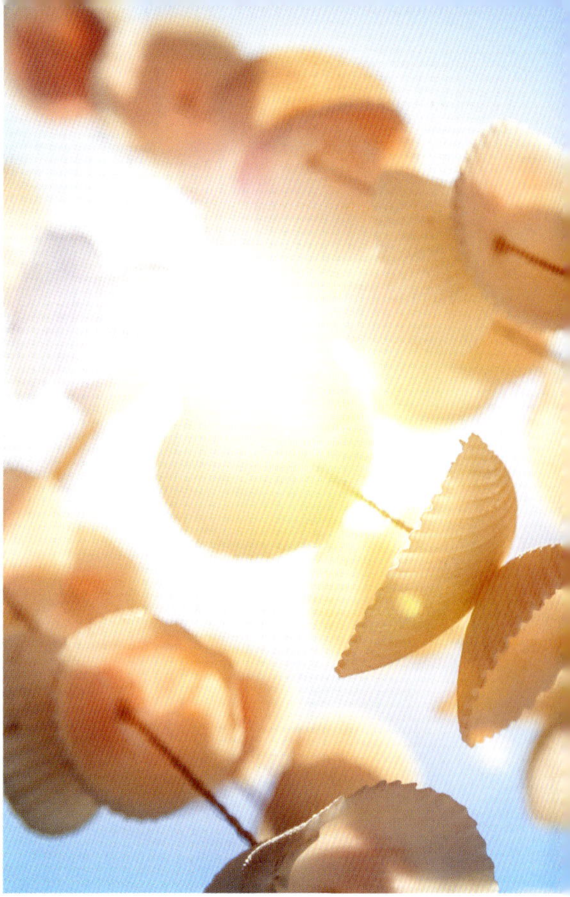

Die drei Arten von Hunger

Wir sind mit drei Arten von Hunger ausgestattet: dem physischen Hunger, dem seelischen und dem geistlichen. Physischen, also körperlichen Hunger zu erkennen, ist leicht. Aber auch die Seele hat Bedürfnisse, die gestillt werden möchten. Auch die fühlen sich manchmal wie Hunger an. Und tief in unserem Inneren gibt es eine dritte Art von Hunger: Wir möchten wissen, woher wir kommen und wohin wir gehen. Wozu sind wir auf der Welt?

Wie bei einem Mobile alle Teile etwa gleich schwer sein müssen, damit das Mobile gerade hängt, müssen wir im Alltag immer wieder neu Prioritäten setzen, um ein gutes Gleichgewicht zu schaffen.

Körper

Physischen Hunger zu erkennen, ist einfach. Der Magen knurrt und signalisiert: Es ist Zeit für die nächste Mahlzeit. Wir essen, um satt zu werden, um uns wohlzufühlen und natürlich auch, um zu genießen. Essen hat also etwas mit unserer Lebensqualität zu tun.

Durch das ständig wachsende Angebot in der westlichen Gesellschaft wird es aber immer komplizierter, eine kluge Auswahl zu treffen. Auch gesundheitsbewussten Menschen fällt es nicht immer leicht, sich zu entscheiden. Die zahlreichen, oft widersprüchlichen Informationen, was gesund ist und was nicht, was die Abnahme fördert oder behindert, veranlasst viele dazu, ständig ihre Strategie zu ändern oder einseitig zu essen. Das stresst den Körper.

Seele

So wie der physische Hunger gestillt werden muss, braucht auch unsere Seele Nahrung. Es gibt Menschen, die seelisch verhungern. An manchen solcher Hungerzeiten sind wir nicht einmal selbst beteiligt: Das Leben bringt sie einfach mit sich.

Emotionale Esser versuchen, diesen Hunger der Seele mit Essen zu kompensieren. Doch je mehr die Seele hungert, desto mehr wächst der Appetit. Deshalb sollten wir uns klarmachen, dass Essen nicht mit Liebe zu verwechseln ist. Es ist keine Belohnung, hilft nicht gegen Langeweile und baut auch keinen Druck ab.

> Ich sage nicht, dass es leicht wird, ich sage, dass es sich lohnen wird.

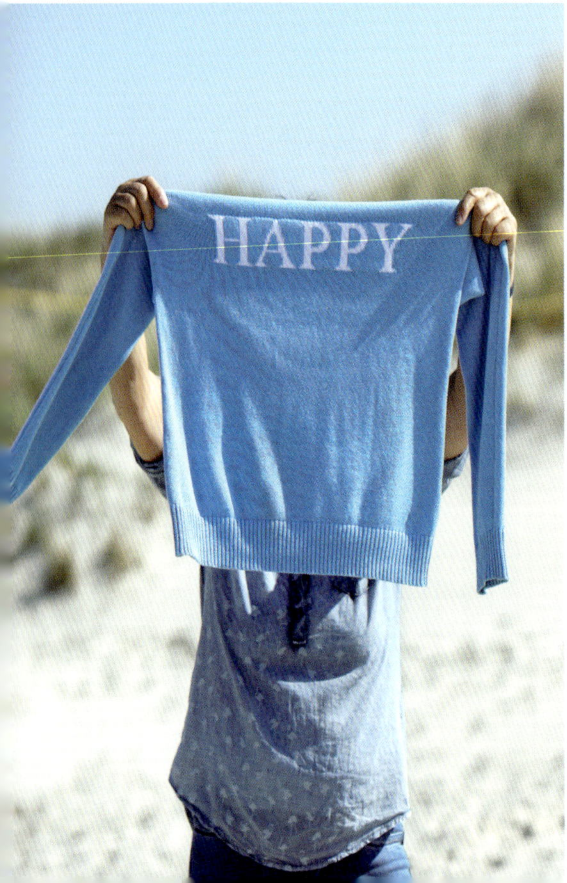

Um unser seelisches Gleichgewicht zu finden, brauchen wir sinnvolle Aufgaben und die Weiterentwicklung unseres Wissens und unserer Fähigkeiten. Du bist dazu geschaffen, die Welt durch den Einsatz deiner Talente ein Stückchen besser zu machen! Sinnvolle Aufgaben machen die Seele satt.

Geist

Dein Geist ist die eigentliche Person, die in dir wohnt. Er ist das, was dich ausmacht. Das ist der Teil von dir, der mit Gott in Verbindung treten kann. Unser Herz sehnt sich nach einer intakten Beziehung zu unserem Schöpfer und sucht so lange, bis es diese Beziehung findet. Dieser geistliche Hunger ist vielen Menschen gar nicht bewusst. Sie spüren die Sehnsucht, wissen aber nicht, wie sie sich stillen lässt. Weder Besitz, Geld, Einfluss, menschliche Anerkennung oder Macht können diese Sehnsucht stillen.

Gott will diese innere Leere füllen, indem er uns begegnet. »Unruhig ist mein Herz, bis es Ruhe findet in dir, oh Gott.« Mit diesen Worten brachte der Kirchenvater Augustinus (354–430 n. Chr.) dieses Grundbedürfnis der Menschen auf den Punkt. Diese tiefe Begegnung zwischen Mensch und Gott kann aber nur stattfinden, wenn der Mensch es zulässt.

> Der Mensch hat genug, wovon er leben, aber zu wenig, wofür er leben kann.
>
> VIKTOR FRANKL

Die wirklich wichtigen Dinge: Die Geschichte vom Blumentopf und dem Bier

Ein Philosophie-Professor in einem Hörsaal voller Studenten hatte einige Gegenstände vor sich. Als der Unterricht begann, nahm er wortlos einen großen Blumentopf und füllte ihn mit Golfbällen. Er fragte die Studenten, ob der Topf nun voll sei. Sie bejahten es.

Dann nahm der Professor einen Behälter mit Kieselsteinen und schüttete sie in den Topf. Er bewegte den Topf sachte und die Kieselsteine rollten in die Leerräume zwischen den Golfbällen. Wieder fragte er die Studenten, ob der Topf nun voll sei. Sie stimmten zu.

Der Professor nahm als Nächstes eine Dose mit Sand und schüttete diesen in den Topf. Natürlich füllte der Sand den kleinsten verbliebenen Freiraum. Der Professor fragte wiederum, ob der Topf nun voll sei. Die Studenten antworteten einstimmig: »Ja.«

Da holte der Professor zwei Dosen Bier unter dem Tisch hervor und schüttete den ganzen Inhalt in den Topf. Der Sand weichte durch und die Studenten lachten.

»Nun«, sagte der Professor, als das Lachen langsam abebbte, »ich möchte, dass Sie diesen Topf als Darstellung Ihres Lebens betrachten. Die Golfbälle sind die wichtigen Dinge in Ihrem Leben: Ihre Familie, Ihre Kinder, Ihre Gesundheit, Ihre Freunde, die bevorzugten, ja leidenschaftlich geliebten Aspekte Ihres Lebens. Falls in Ihrem Leben alles verloren ginge und diese Menschen und Dinge blieben, würden Sie Ihr Leben trotzdem noch als erfüllt bezeichnen.

Die Kieselsteine symbolisieren die anderen Dinge wie Ihre Arbeit, Ihr Haus, Ihr Auto. Der Sand ist alles Übrige, die Kleinigkeiten. Falls Sie den Sand zuerst in den Topf geben«, fuhr der Professor fort, »gibt es keinen Platz mehr für die Kieselsteine oder die Golfbälle. Dasselbe gilt für Ihr Leben. Wenn Sie all Ihre Zeit und Energie in Kleinigkeiten investieren, werden Sie nie Platz haben für die wichtigen Dinge.

Nehmen Sie sich vor den Kleinigkeiten in Acht, die die wichtigsten Aspekte Ihres Lebens in den Hintergrund zu rücken drohen. Spielen Sie mit den Kindern. Nehmen Sie sich Zeit, zum Arzt zu gehen. Führen Sie Ihren Partner zum Essen aus. Es wird immer noch genügend Zeit bleiben, um das Haus zu putzen oder eine Überstunde zu machen. Achten Sie zuerst auf die Golfbälle, die Dinge, die wirklich wichtig sind. Setzen Sie Ihre Prioritäten. Der Rest ist nur Sand.«

Einer der Studenten hob die Hand und wollte wissen, wofür denn das Bier stehe. Der Professor schmunzelte. »Ich bin froh, dass Sie das fragen. Das Bier soll Ihnen zeigen: Egal, wie schwierig Ihr Leben auch sein mag – es ist immer noch Platz für ein oder zwei Bierchen.«[4]

Deine »Golfbälle«

Was sind in deinem Leben die wichtigsten Prioritäten? Welches sind deine Golfbälle? Das musst du selbst entscheiden. Vielleicht zählt für dich dein Beruf oder ein Ehrenamt dazu. Vielleicht ist es der Sport. Vielleicht dein geistliches Leben.

Es ist nicht selbstverständlich, dass du Zeit für die Dinge hast, die dir wichtig sind. In unserem hochtourigen Leben verschieben sich die Prioritäten immer wieder und müssen neu geordnet werden. Sei dir bewusst: Du hast körperliche, seelische und geistliche Bedürfnisse. Wenn du hier auf eine Ausgewogenheit achtest, wird dir das auch beim Abnehmen helfen.

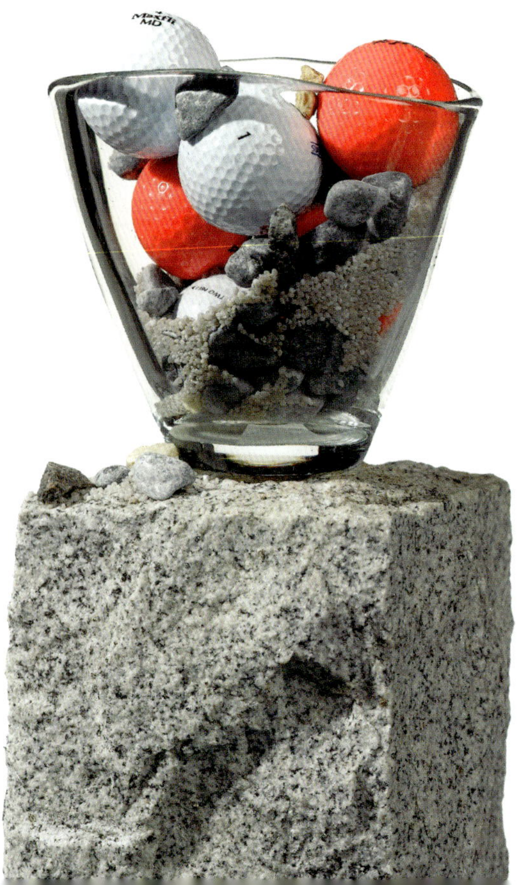

Ein wichtiger »Golfball«

Wie wichtig nimmst du dich selbst? »Erst kommt die Familie, die Arbeit, der Haushalt bzw. das Drumherum, die Freunde, und wenn dann noch Zeit bleibt, bin ich mal dran.« Die Reihenfolge kann bei jedem anders sein, aber zweifellos befinden sich viele von uns in einem straffen Zeitplan mit tausend Verpflichtungen.

Kein Wunder, dass das Gewicht nach oben geht! Schnell etwas zu essen, dämpft im ersten Moment auch den emotionalen Hunger, wenn auch nicht für lange. Sich selbst wichtig zu nehmen, bedeutet jedoch, die eigentlichen Bedürfnisse zu erkennen. Nicht selten verhindert ein schlechtes Gewissen oder falsche Bescheidenheit genau das, was wir so dringend brauchen: Zeit für uns.

Was würde passieren, wenn du dich selbst tatsächlich als Golfball betrachten würdest?

Oft hetzen wir von Termin zu Termin. Wir versuchen, alles unter einen Hut zu bekommen, und wünschen uns, der Tage hätte 36 Stunden. Wer oder was bleibt dabei meistens auf der Strecke? Genau: wir selbst. Aufgaben delegieren, Kontrolle aufgeben und etwas weniger Perfektionismus können helfen, sich zu entspannen und den eigenen Wünschen auf die Spur zu kommen:

- Wann nimmst du dir einmal Zeit für dich selbst? Die morgendlichen zehn Minuten im Bad zählen dabei nicht. Auch nicht der Kaffee nach dem Mittagessen.
- Wann hast du das letzte Mal etwas getan, was dir richtig Spaß gemacht hat?
- Wann hast du das letzte Mal schallend gelacht?
- Welche Hobbys hast du?
- Wie sehen deine Träume aus?
- Was wolltest du schon immer mal machen?

Vielleicht denkst du, du hast keine Zeit dafür. Aber wenn du anfängst, deine Prioritäten richtig zu setzen, weil auch deine eigenen Bedürfnisse ein »Golfball« sind, lassen sich unwichtige Dinge verschieben, und du bekommst Zeit für die wichtigen Dinge. Dann brauchst du kein zusätzliches Essen mehr, um diesen Mangel auszufüllen.

Worin bist du gut?

Wie oft essen wir aus Langeweile und weil wir noch nicht unsere wirkliche Lebensaufgabe erkannt haben? Wenn wir die herausgefunden haben, bekommt Essen einen anderen Stellenwert und muss nicht als Ersatz für alles Mögliche herhalten.

Wir neigen häufig dazu, unsere Schwächen zu überbewerten. Dabei übersehen wir leicht, wie viele unentdeckte Talente in uns schlummern.

> Wenn ich meiner Angst,
> zu versagen, erlaube,
> mein Handeln zu beeinflussen,
> werde ich nie erfahren,
> wozu ich fähig bin.

Du bist kein Opfer der Umstände, sondern kannst deine Talente und Begabungen einsetzen, um die Dinge für dich und andere zu verändern. Zu verbessern. Das holt dich aus der Langeweile heraus, lenkt vom Essen ab und gibt deinem Leben Sinn.

Mach dir keine Vorwürfe, wenn dir mal etwas misslingt. Akzeptiere, dass jeder Tag voller kleiner Kämpfe steckt. Wer seine Stärken kennt, darf auch für seine Schwächen Verständnis haben. Keiner kann alles. Auch du nicht.

Aber unterschätze nie, was du durch deinen Beitrag für dich und andere verändern kannst! Richte einen liebevollen Blick auf dich und den Rest der Welt und sage dir: »Das bin ich, nicht mehr, aber auch ganz bestimmt nicht weniger.«

VERTIEFEN

Spüre deine Belastungsgrenze

Bei *Lebe leichter* geht es nicht um eine perfekte Selbstbeherrschung. Es geht nicht darum, andere zu beeindrucken oder zu übertrumpfen. Sondern darum, eine Balance zwischen deiner Weiterentwicklung und dem Erkennen deiner persönlichen Grenzen zu schaffen.

Wenn du merkst, dass du ausgepowert und überanstrengt bist, tritt freiwillig einen Schritt zurück. Du musst nicht jeden Tag an die 100-%-Marke gehen. Behalte 1/3 deiner Kraft als Reserve.

Der Körper-Geist-Seele-Check

In diesem Kapitel haben wir dir die drei Arten von Hunger aufgezeigt, die alle gleichermaßen gestillt werden wollen. Sowohl die Überbewertung als auch die extreme Vernachlässigung eines Bereichs führt unweigerlich dazu, dass ein Mangel entsteht, der sich wie Hunger anfühlt. Allzu leicht geschieht es dann, dass wir versuchen, ihn durch emotionales Essen zu stillen.

Ziel ist es, eine gute Balance zu finden. Die »Geschichte vom Blumentopf und dem Bier« illustriert wunderbar, weshalb es wichtig ist, auf unsere Prioritäten zu achten. Wie sieht dein Blumentopf aus? Überlege dir in aller Ruhe, wo du schon Prioritäten gesetzt hast und welche Bedürfnisse du bisher vernachlässigt hast:

- Wo tue ich meinem Körper bereits heute Gutes? (z. B. durch Bewegung, frische Luft, Sonne, Wasser, Gemüse, Berührung, Sexualität, Körperpflege)

  ....

  ....

  ....

  ....

- Wovon braucht mein Körper mehr?

  ....

  ....

  ....

  ....

- Was tue ich bereits heute für den Hunger meines Geistes? (z. B. Stille, Meditation, Gebet, Gottesdienst, Body-Spirit-Soul-Kurs)

- Wie könnte ich diesen Hunger noch stillen?

- Wo tue ich bereits heute meiner Seele Gutes? (z. B. dadurch, dass ich Freunde treffe, durch Pausen, Spaziergänge, Natur, Musik)

- Was würde meiner Seele noch guttun?

Was die Seele braucht

Sie braucht einen Platz,
auf dem sie steht.
Sie braucht einen Freund,
der mit ihr geht.
Sie braucht ein Tun,
das sie täglich erfreut.
Sie braucht die Stille,
Besinnlichkeit.
Sie braucht Musik,
die empor sie hebt.
Sie braucht Freude,
solang sie hier lebt
Sie braucht den Fortschritt,
das Wachstum, den Geist.
Sie braucht ein Lied,
das Vollkommenheit heißt.
Sie braucht der Liebe
wärmendes Kleid.
Sie braucht den Frieden,
die Heiterkeit.
Sie braucht eine Zeit,
die dem Schöpfer sie weiht
zum Horchen und Ahnen
der Ewigkeit.

VERFASSER UNBEKANNT

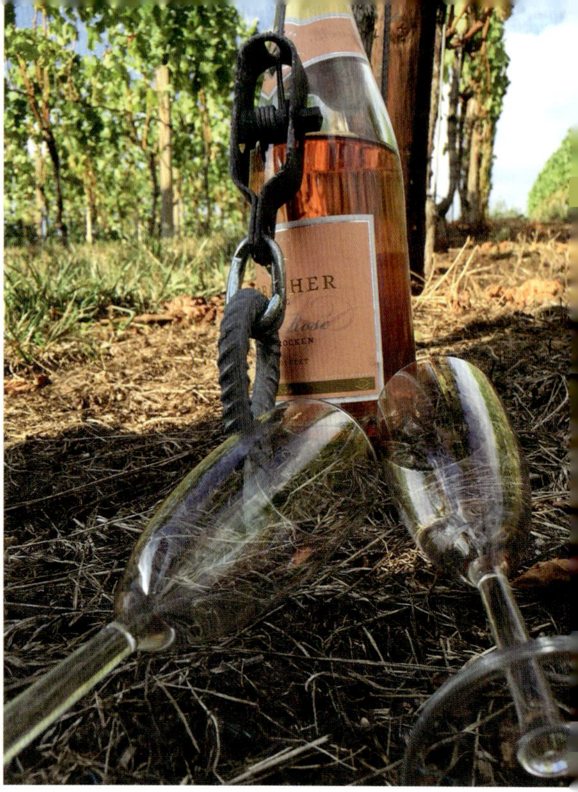

WOCHENZIEL

Halte dich weiterhin konsequent an die Drei-Mahlzeiten-Regel und die Portionsgröße »Teller«.

Finde heraus, ob Körper, Geist und Seele gleichermaßen zu ihrem Recht kommen.

FRAGEN ZUM WEITERDENKEN

Wo gehst du über deine Belastungsgrenze und solltest deine Prioritäten neu ordnen?

Welche guten Eigenschaften und Begabungen liegen in dir, dic nicht genutzt werden?

Das

Erfolgsgeheimnis:

Qualität statt

Quantität.

Klasse statt

Masse.

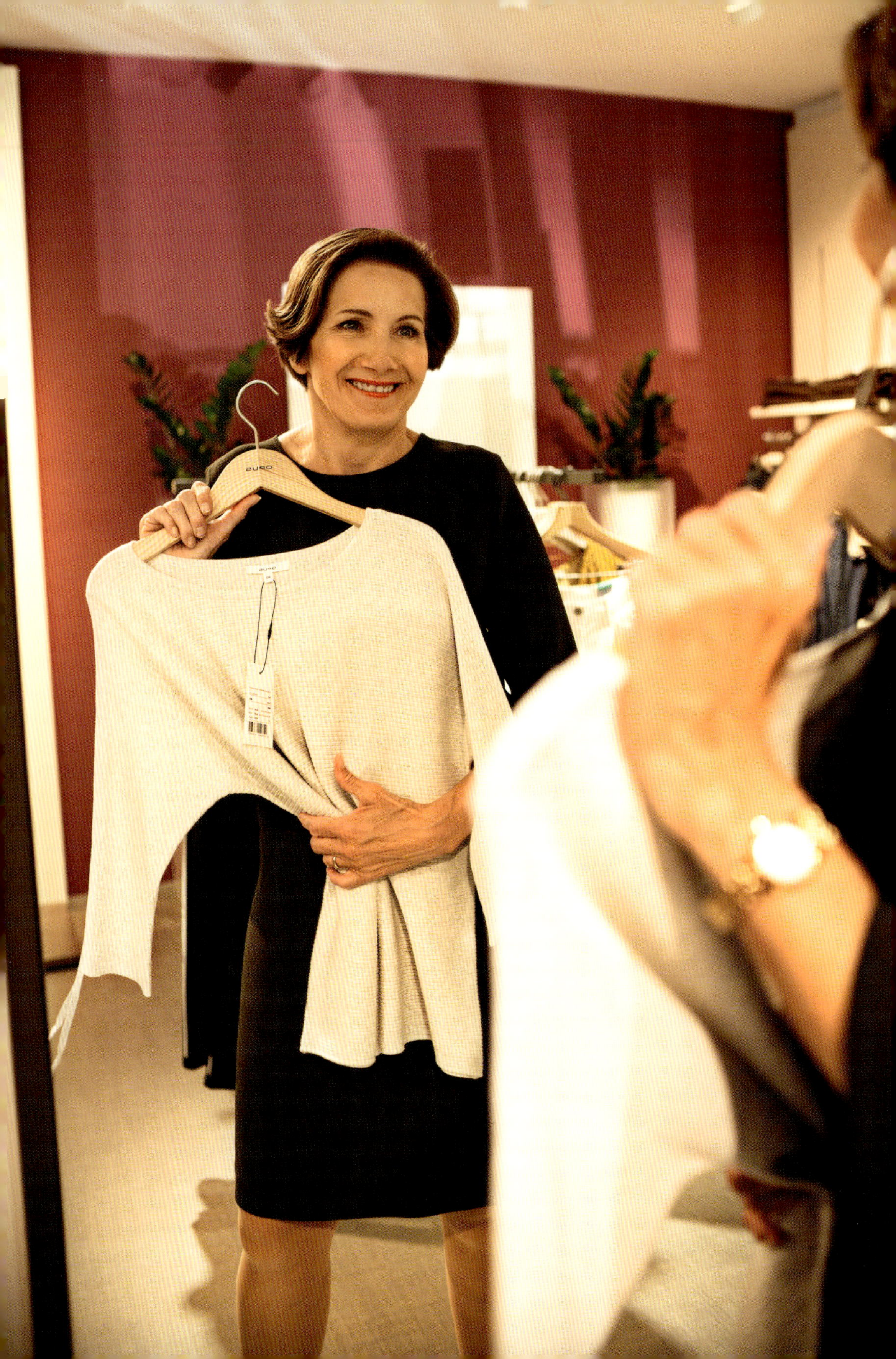

11 LEBE ATTRAKTIV

Exzellent zu sein, bedeutet,
das Beste aus dem zu machen,
was man hat.

VERSTEHEN

Nun sind wir bereits zehn Wochen mit dem *Lebe-leichter*-Programm unterwegs, und am Ende kommen wir mit dem Thema »Lebe attraktiv«. Ist das wichtig oder unwichtig? Dieses Buch hast du sicherlich in die Hand genommen, weil du ein paar Kilos verlieren wolltest. Was war denn der Auslöser dafür? Körperliche Einschränkungen? Gesundheitliche Defizite? Oder wolltest du einfach weniger auf die Waage bringen, vielleicht eine Kleidergröße kleiner tragen können?

Das Thema Abnehmen ist meistens mit dem Wunsch verknüpft, sich in der eigenen Haut wieder wohler zu fühlen und damit irgendwie auch attraktiv zu sein. Hat Attraktivität aber tatsächlich etwas mit dem Gewicht zu tun? Wir meinen, ja und nein.

Die meisten von uns haben ein sogenanntes Wohlfühlgewicht. Eine Kilozahl oder Kleidergröße, mit der wir zufrieden sind, wo wir das Gefühl haben, es passt. Weicht unser Gewicht stark von diesem Wohlfühlgewicht ab, fühlen wir uns unwohl und meistens auch nicht attraktiv.

Das Stichwort Attraktivität kann ganz unterschiedliche Reaktionen auslösen. Schon alleine zwischen Männern und Frauen besteht hier oft ein riesengroßer Unterschied. Dabei ist Attraktivität keinesfalls eine weibliche Domäne, sondern auch in Männern steckt der Wunsch, attraktiv zu sein. Bei dem einen mehr, bei dem anderen weniger.

Wir wissen, dass dieses Thema sehr komplex ist. Ob wir uns selbst als attraktiv bezeichnen würden, hat viel damit zu tun, was für Erfahrungen wir in unserer Vergangenheit gemacht haben. Durch unsere Kultur und Gesellschaft sind wir so geprägt, dass wir bestimmte »Schönheitsmerkmale« automatisch mit dem Wort »attraktiv« verbinden. Gleichzeitig sind wir Menschen aber auch sehr unterschiedlich in unserer Wahrnehmung.

In diesem Kapitel wird es jedenfalls darum gehen, das Beste aus dem herauszuholen, was in und an dir steckt!

Du bist eine Attraktion

Im Duden wird Attraktion definiert als Anziehungspunkt, Sehenswürdigkeit, Glanznummer. Das ist es, was wir möchten: Dass du zur Glanznummer wirst, Design made in Heaven.

Wusstest du, dass Gott den Wunsch, schön zu sein, in dich hineingelegt hat? Gott hat seine ganze Schöpfung mit Schönheit ausgestattet, schau dich einfach mal in deiner Umgebung um. Schönheit erinnert uns an den Himmel. Und du könntest der Auslöser für so ein »Erinnern« sein.

Der Wunsch, schön zu sein, ist also nicht eitel, sondern völlig normal. Gott hat dich mit der Fähigkeit ausgestattet, deine Umgebung heller und schöner zu machen. Durch dein Aussehen, deinen Charme, deine Ausstrahlung. Er möchte, dass du diese Fähigkeit auch gebrauchst, denn dann ziehst du Menschen an und öffnest ihr Herz für das, was du zu sagen hast.

Für den ersten Eindruck
gibt es keine zweite Chance.

Der erste Eindruck

Noch bevor du ein Wort gesagt hast, hat sich dein Gegenüber bereits eine Meinung über dich gebildet. Viele wünschen sich, dass dies nicht stimmen möge. Dass sie nach anderen, viel wichtigeren Faktoren als nach ihrem Erscheinungsbild beurteilt werden. Aber Hand aufs Herz: Geht es dir nicht manchmal genauso? Du siehst eine Frau mit unordentlicher Kleidung oder Frisur, und dein Interesse, sie näher kennenzulernen, hält sich in Grenzen? Und du wirst neugierig, wenn du die Frau mit dem »gewissen Etwas« beobachtest?

Nein, das »gewisse Etwas« ist nicht eine Frage des Alters, der Schönheit oder teurer Kleidung, sondern der Ausstrahlung. Und die verstärkt sich, wenn Inneres und Äußeres zusammenpassen. Der Eindruck, den du hinterlässt, sollte deshalb deine wahre Persönlichkeit widerspiegeln.

Never ever Schlabberlook

Es ist keine Eitelkeit, wenn du dich bemühst, deinen eigenen Stil zu entwickeln. Im Gegenteil: Mit der Kleidung, die zu dir passt, und einer Frisur, die dir steht, kannst du deine Persönlichkeit unterstreichen.

Hab Mut, aufzufallen. Hab Mut, deine Persönlichkeit, deine Lebensfreude auch durch deine Kleidung auszudrücken. Durch Farben und Schnitte. Auch dann, wenn du noch nicht bei deinem Zielgewicht angekommen bist. Was hindert dich daran, dich jetzt schon so zu kleiden, dass du dich RICHTIG wohlfühlst?

Du bist dir zu schade, um im Schlabberlook rumzulaufen, du bist so viel mehr wert! Es hat etwas mit Selbstachtung zu tun, wenn du gut für dich sorgst. Wie wäre es, ab sofort als faszinierende Frau wahrgenommen zu werden? Oder als cooler und attraktiver Mann?

Dein Körper – dein Freund

Sich selbst attraktiv zu finden, beginnt, wie so vieles, in deinem Kopf. Nicht äußerlich, sondern innerlich. Hast du dir schon einmal Gedanken darüber gemacht, wo dein Selbstbild herkommt? Gab es Festlegungen in deiner Vergangenheit?

Oft hören wir in unseren Kursen, wie Frauen erzählen, dass sie schon immer dick gewesen sind und sich dadurch noch nie wirklich annehmen konnten. Da tragen Frauen seit Jahren nur Hosen, weil ihnen irgendwann mal jemand gesagt hat, sie hätten dicke Beine. Da wird mit Schlabberlook verhüllt, was eigentlich weibliche Formen sind.

Oder ein Mann trägt den ganzen Tag Arbeitsklamotten und denkt, nur für den Feierabend lohne sich das Umziehen nicht. Und wenn, dann entscheidet er sich höchstens noch für die Jogginghose. Liebe lesende Männer: Nein, mit Jogginghose auf dem Sofa zu liegen, ist nicht attraktiv!

Am schlimmsten ist der Vergleich mit anderen. Weil wir da scheinbar immer schlechter abschneiden. Wir vergleichen uns meistens mit denen, die es unserer Meinung nach besser haben: besseres Aussehen, besseres Auftreten, mehr Fähigkeiten und größerer Besitz.

Mal ehrlich: Hast du das echt nötig? Nicht wirklich. Beginne lieber, auf dich selbst und das zu schauen, was du hast. Überlege dir genau, was du kannst und wie du aussiehst. Dann musst du dir nämlich eingestehen, dass du gar nicht so schlecht weggekommen bist.

Stell dir nur vor, du müsstest jeden Tag viele Stunden mit einem Menschen verbringen, den du nicht ausstehen kannst! Wahrhaftig kein angenehmer Gedanke. Wer abnehmen will, muss daher Frieden mit sich selbst schließen und mit seinem Körper zusammenarbeiten. Du hast ja keine Chance, einen anderen zu bekommen, da kannst du dich mit anderen vergleichen, so viel du willst. Dein Körper ist dein Freund.

Akzeptiere dein Aussehen, schließe Frieden mit den Faktoren, die du nicht ändern kannst: deine Größe, die Form deines Gesichts, deine Augenfarbe, Schuhgröße, breite Schultern oder breites Becken. Es gibt einfach Merkmale an dir, die standen schon bei deiner Zeugung fest. Kann dir gefallen oder nicht, Änderung ist nicht möglich, also akzeptier es lieber gleich.
Auch das Älterwerden.

Eine Frage des Alters – Erfahrungsbericht Heike

Mir hat die Natur ein etwas jüngeres Aussehen mitgegeben. Als Teenager hat mich das immer etwas genervt, dass meine Mitschülerinnen viel reifer aussahen als ich, mit zunehmendem Alter konnte ich den Vorteil aber nicht verleugnen. Ich habe mich innerlich immer ein bisschen gefreut, wenn ich nach Angabe meines Alters ungläubige Blicke erntete und mir gesagt wurde, dass ich mich gut gehalten habe. Hört ja jeder gerne.

Mittlerweile geht die Zeit allerdings auch nicht mehr spurlos an mir vorüber und ich sehe beim Blick in den Spiegel und auf Fotos sehr wohl das zunehmende Alter. Und finde es überhaupt nicht schlimm. Letztens kam ich mit einer alten Bekannten ins Gespräch, die ich mindestens 30 Jahre nicht mehr gesehen hatte. Sie ist noch ein paar Jahre älter als ich, und ich fand, sie sah fantastisch aus. Das habe ich ihr dann auch sofort gesagt. Sie tat das Kompliment gleich ab und meinte, sie würde fürchterlich alt aussehen, und damit könne sie sich gar nicht arrangieren. Das könnten andere gerne tun, aber sie selbst auf keinen Fall.

Ich merkte, wie sehr sie unter ihrem Älterwerden litt. Auch alles gute Zureden half nichts, sie war festgelegt. Wie schade. Mit Mitte 50 oder auch älter muss ich doch nicht mehr die definierten Oberarme haben, die ich mit Mitte 20 hatte.

Gesichtscreme hin oder her: Meine Falten im Gesicht und am Hals werden eher zunehmen denn abnehmen.Auch die ein oder andere Speckrolle an meiner Taille und die Dellen in meinen Oberschenkeln gehören zum Älterwerden mit dazu. Ich kann das akzeptieren oder der vergangenen Jugend hinterhertrauern. Ich habe mich entschieden, mein Alter zu bejahen, es lebt sich sehr viel entspannter.

Der Wow-Faktor

Es gibt eine Schönheit, die Menschen durch ihre innere Klarheit erhalten haben. Ihre Anwesenheit tut einfach gut. Warum?

Es ist wie mit den Röntgenstrahlen. Man kann sie weder sehen noch riechen, aber trotzdem gibt es sie. Setzt man sich ihrer Strahlung aus, wird manches sichtbar, was vorher verborgen blieb. Menschen, die von innen her schön sind, haben eine solche Ausstrahlung. Andere fühlen sich wohl in ihrer Gegenwart.

Attraktiv ist man, wenn Äußeres und Inneres übereinstimmen. Während in unserer Gesellschaft Wert auf das perfekte Image gelegt wird und man manchmal besser nicht hinter die Fassade schauen sollte, darfst du als »Gottes Glanznummer« transparent sein – auch für deine Umgebung.

Kannst du glauben, dass du nicht nur von Gott geschaffen wurdest, sondern auch von ihm geliebt bist? Das mag ein herausfordernder Gedanke sein, wenn du mit »Gott« nicht so richtig etwas anfangen kannst. Aber vielleicht hat sich da im Laufe der letzten Wochen auch schon etwas bei dir verändert. Vielleicht hat Gott schon das eine oder andere Mal an dein Herz geklopft, um dir zu sagen, dass er dich liebt.

Wie wäre es, wenn du ihm einfach mal glaubst?

Erfahrungsbericht Heike

Bei einem Ladies' Day unserer Kirchengemeinde habe ich darüber gesprochen, dass Gott sich wünscht, dass wir unser Make-up ablegen und ungeschminkt vor ihm stehen, weil er sich um uns und unsere Belange kümmern will. Zur Illustration habe ich mir mit einem feuchten Abschminktuch die Schminke aus dem Gesicht gewischt.

Ich musste selbst kurz schlucken, als ich das braune Make-up und den dunklen Kajalstift auf dem weißen Tuch sah. Ich stand auf der Bühne, das Scheinwerferlicht und über 200 Augenpaare waren auf mich gerichtet.

Zwei Minuten später hatte ich meine Abschminkprozedur vergessen und predigte aus vollem Herzen weiter. Auch nach dem Vortrag dachte ich nicht mehr daran. Am Ende des Tages fragten mich zwei Freundinnen, ob ich mich tatsächlich abgeschminkt hatte oder ob das nur ein trockenes Tuch gewesen war, mit dem ich so getan hatte, als nehme ich die Schminke ab. Ich hätte hinterher immer noch so gut ausgesehen.

Erst da erinnerte ich mich wieder. Natürlich weiß ich, dass ein wenig Make-up meinem Teint guttut, und das gehört bei mir auch zum täglichen Ritual. Aber es hat nichts mit einer freundlichen Ausstrahlung zu tun, die kannst du auch ohne Make-up haben.

Wer sich angenommen und geliebt fühlt, ist entspannt und schön. Denk mal an die Ausstrahlung, die Kindergesichter haben. Wer sich geliebt weiß, versprüht Gelassenheit und Schönheit. Denk an das Strahlen einer Braut. Glaub es, du BIST schön.

»Ja, wenn ich erst einmal richtig schlank bin, dann kann ich mich vielleicht schön finden.«

Wie lange willst du warten? Wie alt willst du werden, bis du dich schön findest? Lass die Jahre nicht vergehen, es wird nicht besser. Es ist an der Zeit, dass du dich annimmst und das Design akzeptierst, das Gott dir zugedacht hat. Einmalig zu sein, ist schön. Du darfst erkennen: Du bist wundervoll.

Wie wäre es die Frau, der Mann zu werden mit dem »Wow-Faktor«? Stell dir vor, DU betrittst einen Raum und alle denken: »Wow, was für eine Ausstrahlung, was für ein Outfit, was für eine Persönlichkeit!« Dich will man unbedingt kennenlernen, in deiner Gegenwart fühlen sich andere wohl.

Es gibt tatsächlich Menschen, die haben ein natürliches Charisma. Aber jeder von uns kann etwas dazu beitragen, dass die eigene Ausstrahlung andere Menschen begeistert.

VERÄNDERN

Neben den Faktoren, die unveränderlich sind, gibt es eine Menge, die du verändern kannst. Wenn du dazu bereit bist. Als du dieses Buch in die Hände genommen hast, warst du mit deinem Gewicht unzufrieden und warst bereit, an diesem Punkt zu arbeiten.

Jetzt schau, was bisher passiert ist. Wie viel Kilos hast du schon verloren? Vier, fünf oder sogar mehr? Wir gratulieren dir zu deinem bisherigen Erfolg! Vielleicht bist du schon bei deinem Wunschgewicht angekommen, vielleicht liegt aber auch noch etwas Wegstrecke vor dir.

Gib nicht auf, spüre schon jetzt, wie gut es sich anfühlt, leichter zu sein. Welche Kleidungsstücke passen dir schon wieder? Hey, das ist ein richtiger Erfolg. Klopf dir selbst mal auf die Schulter.

Apropos Schulter, die kannst du gleich mal nach hinten durchdrücken. Kopf hoch, Schultern zurück, Brust raus, aufrechter Gang. Du wirkst sofort selbstbewusster, wenn du deinen Blick hebst. Ob du willst oder nicht: Dein Körper kommuniziert immer. Ein gesenkter Kopf und hängende oder hochgezogene Schultern verraten sofort etwas über dein Selbstwertgefühl.

Die leichteste Methode, in kürzester Zeit deine positive Ausstrahlung zu verstärken, ist eine aufrechte Körperhaltung. Arbeite mal an deiner Haltung. Du wirst sofort eine Wechselwirkung spüren: Dein Selbstbewusstsein steigert sich und deine Umgebung nimmt dich anders war. Es ist eine Kleinigkeit, die dich in Sekundenschnelle attraktiver macht.

In unseren *Lebe-leichter*-Kursen fordern wir unsere Teilnehmer an diesem Punkt auf, sich ein imaginäres Krönchen auf den Kopf zu setzen. Wir stellen uns vor, als Kinder Gottes Königskinder zu sein. Die Frauen können sich relativ schnell mit einer Prinzessin identifizieren, mit den Männern üben wir noch.

Einfach mal aufrichten, Krone auf den Kopf, und so durch die Stadt gehen. Wenn du dann noch lächelst, ziehst du die Blicke auf dich. Garantiert.

Ein Lächeln ist die kostengünstigste Möglichkeit, dein Aussehen zu verbessern.

Lächeln

Hast du einen Grund zum Lächeln? Finde einen. Lachen zieht Leichtigkeit in dein Leben. Während kleine Kinder mehr als 440-mal am Tag lachen, bringt es der durchschnittliche Erwachsene nur auf 15-mal.

Verdopple deine Quote. Wer lacht, wird besser mit Stress fertig und kurbelt die Ausschüttung von Glückshormonen an. Außerdem ist Lachen das einfachste Muskeltraining. Es aktiviert 80 Muskeln im Körper und 17 Gesichtsmuskeln. Lache nicht über andere, aber gerne über dich selbst.

VERTIEFEN

Vorzüge betonen

Manche Menschen sind von Natur aus schön. Andere würden sich eher als durchschnittlich bezeichnen. Doch ganz gleich, ob die Natur dich mit mehr oder weniger prägnanten Schönheitsmerkmalen ausgestattet hat: Wenn du dich pflegst und deine Vorzüge ins rechte Licht rückst, wenn du dich mit dir versöhnt hast und dich so akzeptierst, wie du bist, dann bist du attraktiv. Du musst keine Hollywoodschönheit und kein Model sein.

Aber betone deine Vorzüge. Pflege dich, achte auf dein Aussehen. Auf den Zustand deiner Haut und deiner Zähne. Gönn dir einen guten Haarschnitt. Die Augenbrauen geben deinem Gesicht Rahmen und Ausdruck. Benutz eine Pinzette, wenn sie zu sehr wuchern. Sofort wird dein Blick leichter.

Ein bisschen Zeit kostet die Pflege deines Äußeren schon, teuer muss sie nicht wirklich sein.

Kein Make-up der Welt kann mit einem glücklichen Lächeln konkurrieren.

Erfahrungsbericht Beate

Ich merke, dass ich frühmorgens am allerbesten in die Gänge komme, wenn ich komplett angezogen, frisiert und sogar leicht geschminkt bin. Ein passabler Anblick erhöht mein Selbstwertgefühl und auch meine Tatkraft. Dabei spielt es keine Rolle, ob nur Mann und Kinder mich an diesem Tag zu sehen bekommen oder ob ich auch außer Haus bin.

Mein Ziel ist es, ohne allzu großen Zeit- und Geldaufwand gut angezogen zu sein und einen Eindruck von Qualität, Kreativität und Lebensfreude zu hinterlassen. »Sieh nach Qualität aus, denke Qualität, rede Qualität – und lass nur Qualität auf dich wirken«, schrieb ich mir vor vielen Jahren in mein Notizbuch. Mein äußeres Erscheinungsbild soll signalisieren, dass ich mich selbst wertschätze.

Du darfst auffallen

Gewöhn dich an das Gefühl, gut angezogen zu sein. Welcher Anlass ist es dir wert, schöne Kleider zu tragen? Versteck dich nicht in unauffälliger Kleidung, die viel zu groß oder zu farblos ist, sodass sich kein Mensch später an dich erinnert. Weder an deine Kleider noch an dich.

Natürlich hat der Eindruck, den du hinterlässt, nicht nur etwas mit deiner Kleidung zu tun. Aber darum geht es gerade in diesem Kapitel: Mach dich als Frau stark für deine Weiblichkeit, als Mann für deine Männlichkeit. Unterstreiche deinen Typ, deine Persönlichkeit. Falls du bisher immer befürchtet hast, du könntest zu sehr auffallen, wenn du ein tolles Kleid trägst, dann kommt jetzt die gute Nachricht: Du sollst auffallen!

Du bist auf der Welt, um wahrgenommen zu werden, um einen Unterschied zu machen. Andere Menschen sollen inspiriert werden, wenn sie dich sehen. Sie sollen gute Laune bekommen, wenn du vorbeispazierst. Ihnen sollen die besten Ideen kommen, weil du für sie ein Vorbild bist.

Erfahrungsbericht Heike

Nach der elften *Lebe-leichter*-Kursstunde und dem Thema »Lebe attraktiv« dürfen sich meine Teilnehmer beim *Lebe-leichter*-Abschluss in der 12. Woche immer ein bisschen aufbrezeln. Schick ist »in« an diesem Tag. Da stehe ich oft mit offenem Mund vor meinen Ladys und dem ein oder anderen Mann, wenn sich jeder von ihnen in Schale geschmissen hat.

Wir stoßen auf den Erfolg mit Sekt an, und jeder erzählt der Reihe nach, was er mit *Lebe leichter* verändert hat. Eine meiner Teilnehmerinnen, ich weiß leider ihren Namen nicht mehr, stand ganz schüchtern auf und erzählte der ganzen Gruppe, dass sie das erste Mal nach 15 Jahren ein Kleid trage. Sie habe acht Kilo abgenommen, und sie hatte nach dem Thema »Lebe attraktiv« das Bedürfnis, sich wieder wie eine Frau zu fühlen.

Ihr Mann habe ihr gesagt, sie solle ruhig einen weiteren Kurs besuchen. Nicht, weil sie noch mehr abnehmen müsse, sondern weil ihr der Kurs so guttue. Sie sah in ihrem Kleid umwerfend aus und nahm den Applaus der ganzen Gruppe entgegen.

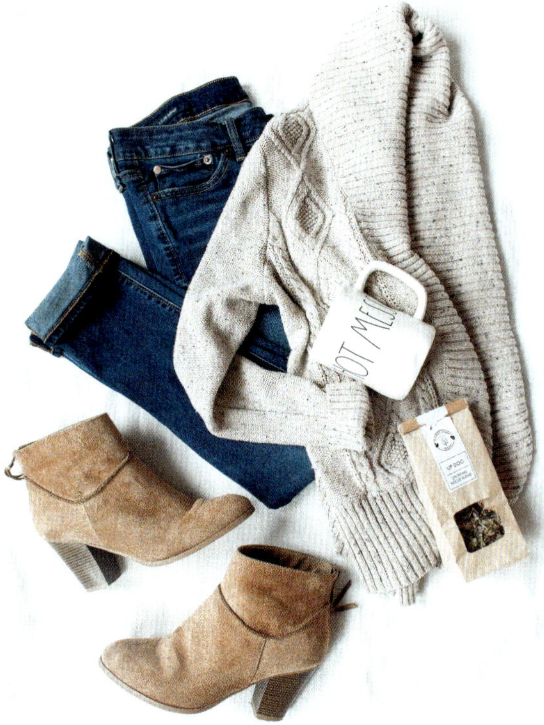

Tu's einfach

- Lass deine guten Sachen nicht im Schrank liegen. Nicht hegen, sondern tragen.
- Achte auf eine gute Passform. Kauf dir lieber wenige Sachen, die dir exzellent stehen, als vieles, was »na ja« aussieht.
- Sortiere alle Kleidung aus deinem Kleiderschrank, in der du dich nicht zu 100 Prozent wohlfühlst.
- Investiere in gute Basics. Ein bis zwei richtig gut sitzende Jeans sollten in jedem Kleiderschrank zu finden sein. Außerdem einfarbige T-Shirts, Blusen, Hemden. So hast du für ausgefallene Sachen immer eine Kombinationsmöglichkeit.

- Je leichter ein Stoff ist, umso fließender liegt er an deinem Körper und trägt nicht so auf.
- Wenn du dir unsicher bist, versuch es mal mit einer Farb- und Stilberatung.
- Als Frau darfst du morgens gerne nach deinem Geschmack etwas Make-up auftragen. Du musst nicht in einen Farbkasten fallen, kannst aber der Natur ruhig ein bisschen nachhelfen. Die wenigsten Frauen über dreißig sehen einfach so fantastisch aus. Doch etwas Make-up, Concealer und ein Kajalstrich genügen bei den meisten, um ihnen ein gepflegtes Aussehen zu verleihen. Und wie wäre es mit einem Hauch von Lippenstift?
- Achte als Mann darauf, dass du ordentlich rasiert bist. Oder, falls du einen Bart hast, dass dieser gut in Form geschnitten ist. Ungepflegte Bärte vermitteln immer ein bisschen Schlampigkeit. Gönn dir hin und wieder einen Besuch beim Barbier.
- Auch schöne Haare hat man nicht einfach so. Besuche regelmäßig einen guten Friseur und benutze nach dem Haarewaschen Bürste und Föhn. Ein bisschen Spray, ein bisschen Gel, und schon kann sich die Frisur sehen lassen.

Erfahrungsbericht Heike

Ich war zusammen mit einem Musiker zu einem Interview beim ERF eingeladen. Der junge Mann aus der Schweiz kam in einem legeren Outfit daher, die Haare leicht zerzaust. Sah alles in allem ziemlich cool aus.

Im Gespräch vor der Aufzeichnung erzählte er uns dann, dass es eine große Portion Gel und Wachs braucht und lange dauert, bis die Frisur eben genau so sitzt, als sei man gerade aus dem Bett gekommen. Ist halt gerade Trend.

- Pflege deine Nägel. Und zwar Fingernägel UND Fußnägel. Es ist nicht nötig, ein Nagelstudio aufzusuchen, aber die regelmäßige Maniküre und Pediküre sollte für dich selbstverständlich sein.
- Was niemand sieht, dich aber in Sicherheit wiegt, ist schöne Unterwäsche. Als Frau brauchst du nicht viele, dafür aber gut sitzende BHs. Lass dich in einem Fachgeschäft beraten, das solltest du dir wert sein. Das Gleiche gilt für Slips und auch für Socken. Alles mit Loch hat an deinem Körper nichts zu suchen! Auch nichts Ausgeblichenes oder mit ausgeleierten Gummibändern. Sorry, aber das hast du einfach nicht verdient. Kannst du jetzt sofort aussortieren.

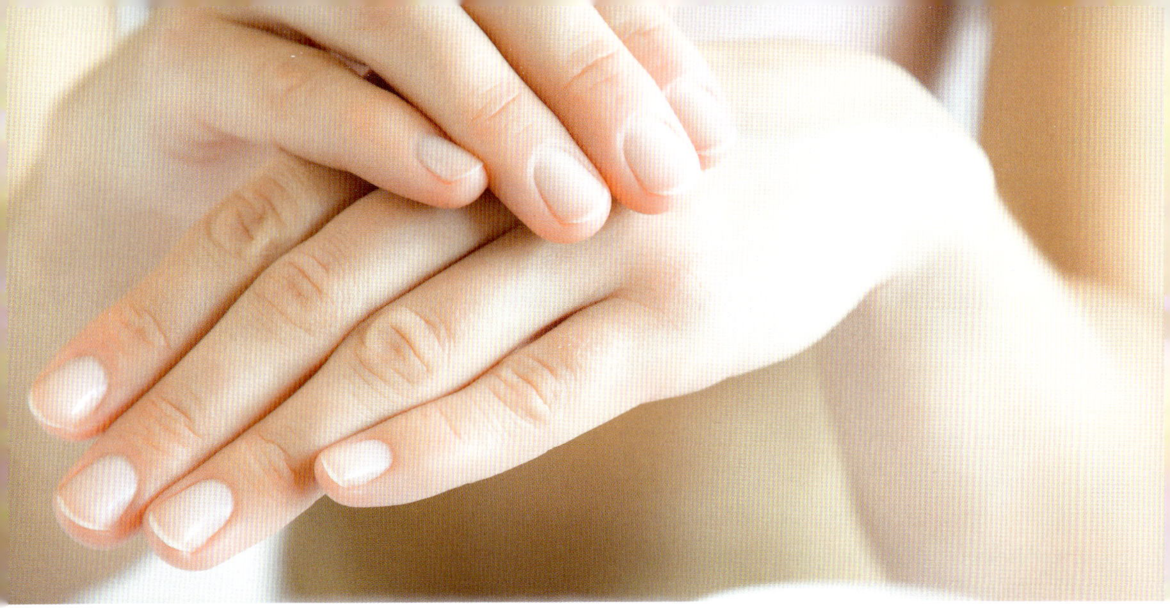

- Schuhe gehen immer, egal, was die Waage sagt. Schuhe können ein Outfit aufwerten oder es kaputt machen. Investiere in gut sitzende optische Highlights. Und selbstverständlich gehst du niemals mit ungeputzten Schuhen aus dem Haus.
- Setze Accessoires gekonnt ein. Mit Krawatten, Uhren, Westen, Hosenträgern lassen sich Männer-Outfits im Handumdrehen verändern. Ein Schal, eine Kette, Armbänder, Ohrringe werten jedes Damen-Outfit auf. Vielleicht hast du Lust, mal etwas Neues auszuprobieren. Wie wäre es mal mit einem Hut oder einem Tuch im Haar? Setz deiner Fantasie keine Grenzen und probiere aus, was zu deinem Typ passt.

Warte nicht auf den großen Tag, an dem du dein Wunschgewicht erreicht hast. Sondern mach dich ab sofort »schön«. Kleide dich bereits heute typgerecht und kreativ. Du lebst jetzt, nicht erst morgen. Verteile Komplimente. Wenn dir eine Person optisch positiv auffällt, dann mach ihr ein Kompliment. Dadurch wird deine eigene Wahrnehmung für Schönes geschärft.

Das Zusammenspiel

Wie zuvor schon erwähnt: Attraktiv sind wir, wenn Äußeres und Inneres übereinstimmen. Eine Frau, die zwar äußerlich sehr schön, aber innerlich verbittert ist, wirkt nicht wirklich anziehend. Und auch der coolste Mann wird bei näherer Betrachtung immer unattraktiver, wenn er ein »Stoffel« ist. Richtig gut ist es hingegen, wenn beide Faktoren stimmen.

Die Grundessenz von Schönheit ist die innere Zufriedenheit. Wenn ich mit mir selbst im Reinen bin, wenn ich ein ganzes Ja zu mir selbst habe, wenn ich erkenne, dass ich von Gott geliebt bin und diese Liebe auch mir selbst geben kann, dann habe ich die Möglichkeit, nach außen hin zu strahlen. Auf diese Weise wird es auch dir gelingen, attraktiv zu leben.

Full of beauty

Und jetzt, zum Schluss, da wollen wir dir unbedingt noch etwas sagen. Vielleicht hättest du das Buch weggelegt, stände es auf den ersten Seiten. Aber jetzt, wo du schon fast am Ende bist, können wir es einfach nicht mehr für uns behalten:

Du bist der Knaller. Der absolute Hammer. Was an dir so fasziniert, ist dein Lächeln. Und deine Augen.
Wie du schaust, wenn du dich konzentrierst. Deine Art, dich zu bewegen.

Immer passiert etwas, wenn du auf der Bildfläche erscheinst. Wenn andere merken, dass du in dir ruhst, dass du dich wohlfühlst, macht ihnen das Mut. Und dafür bist du geschaffen. Nicht in erste Linie zum Schuften, Geldverdienen oder Putzen.

Du wurdest dazu geschaffen, deine Umgebung schöner und aufregender zu machen. Durch deine wunderbare Ausstrahlung. Ja, die hast du, und zwar jede Menge davon. Es strahlt einfach aus dir raus, wenn du zur Tür hereinkommst. Dein Lächeln bringt Eisberge zum Schmelzen.

Und hör mir auf mit den fünf oder fünfzehn Kilo zu viel. Das Leben ist viel zu schade, um sich jahrelang wegen ein paar Pfunden mies zu fühlen. Um die geht's hier gerade mal nicht.

Jetzt kommt die Botschaft noch mal ganz exklusiv für dich und auf Englisch:

YOU ARE BEAUTYFUL, BECAUSE YOU ARE FULL OF BEAUTY.
(Du bist schön, weil du voller Schönheit bist.)

So, jetzt weißt du Bescheid.

WOCHENZIEL

Finde ein Ja zu dir selbst und mach das Beste aus deinem Typ.

FRAGEN ZUM WEITERDENKEN

Was wirst du diese Woche dafür tun, um dein Aussehen zu verbessern?
Von welcher Kleidung wirst du dich trennen?

Welche anderen Maßnahmen sind nötig, um dich in deiner Haut wohlzufühlen?

Wertschätzung beginnt im Kopf.

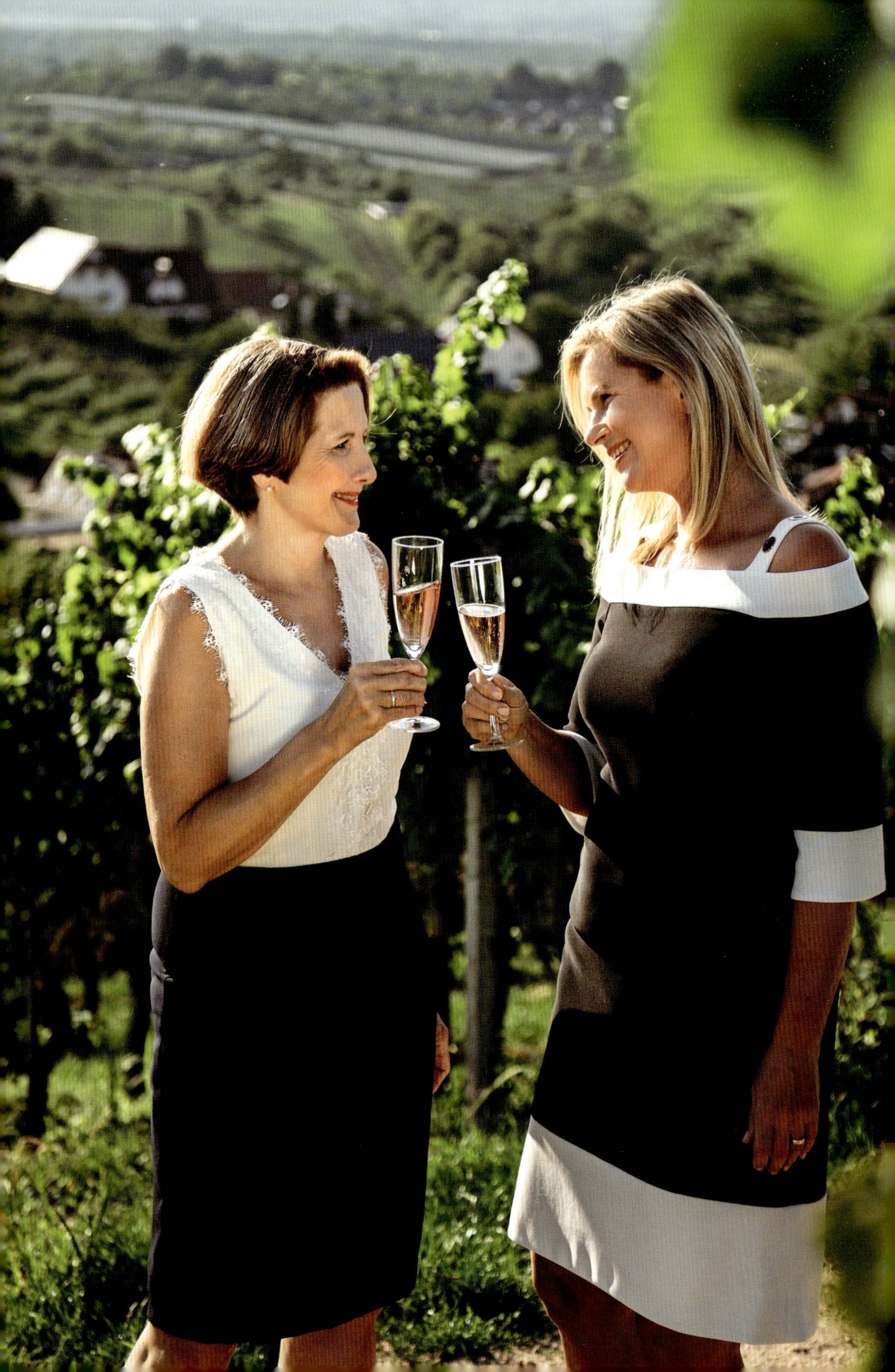

12 DRANBLEIBEN MIT *LEBE LEICHTER*

> Alles ist schwer, bevor es leicht ist.
>
> THOMAS FULLER

VERSTEHEN

Und schon sind wir beim letzten Kapitel unseres Buches angekommen. Toll, dass du dich auf 12 Wochen *Lebe leichter* eingelassen hast! Das sind die Basics für ein gesundes, leichtes Leben.

Abnehmen ist – wenn man es mit der schulischen Ausbildung vergleicht – so was wie die Grundschule. Gewichthalten wie das Gymnasium. Und um ein Leben lang so gesund und fit wie möglich zu sein, musst du »Student« des gesunden Lebensstils werden und bleiben.

In der Grundschule lernst du die Basics. Das ist beim *Lebe-leichter*-Kurs genauso. Wenn du die Basics beherrschst, hast du die richtigen Voraussetzungen, um dein Ziel zu erreichen. Bei den *Lebe-leichter*-Grundrechenarten begegnet uns immer wieder die Zahl 3. Also ganz leicht zu merken:

- 3 Mahlzeiten
- 3 Teller
- 3 Hauptzutaten –
  Eiweiß, Kohlenhydrate und Gemüse
- 3 Pausen
- 3 Liter Flüssigkeit
- 30 Minuten Bewegung
- 3 Arten von Hunger –
  körperlich, seelisch und geistlich

In unserer langjährigen Praxis haben wir festgestellt, dass diejenigen, die sich einem *Lebe-leichter*-Kurs anschließen, besser abnehmen und langfristig motivierter bleiben als andere. In einem Kurs ist vieles leichter, als wenn man auf sich allein gestellt ist:

Du triffst Gleichgesinnte und kannst mit ihnen über die Herausforderungen beim Umsetzen des *Lebe-leichter*-Programms sprechen. Du siehst, dass andere mit den gleichen Problemen kämpfen, und fühlst dich nicht so allein. Du profitierst von den Tipps, die während des Kurses weitergegeben werden.
Du tauschst Erfahrungen mit anderen aus, kannst dein Versagen zugeben, wirst von anderen ermutigt und kannst mit ihnen deine Erfolge feiern.

Dein Coach wird dich motivieren und dir helfen, die neuen Gewohnheiten zu trainieren und beizubehalten. Auch bei Rückschlägen bist du in einem Kurs gut aufgehoben und kommst schneller wieder in die Spur.

Jede Lektion endet mit einem Wochenziel:

- 1. Halte die Drei-Mahlzeiten-Regel konsequent ein und erkenne die natürlichen Signale von Hunger und Sättigung.
- 2. Setz dir dein persönliches Abnahmeziel und unterteile es in Etappenziele.
- 3. Genieß die Vielfalt. Kombiniere Eiweiß und Kohlenhydrate und achte auf ausreichend Gemüse.
- 4. Entscheide dich für einen bewegten Lebensstil und bau täglich Bewegungseinheiten in deinen Alltag ein.
- 5. Spüre in dieser Woche deine emotionalen Herausforderungen auf und versuche, Alternativen zu finden.
- 6. Übe Brain Clicks ein, um täglich auf 2–3 Liter Flüssigkeit zu kommen.
- 7. Spüre schlechte Gewohnheiten auf und triff eine Entscheidung: An welcher möchtest du in dieser Woche besonders arbeiten?
- 8. Plane, auch am Wochenende oder bei Feiern das *Lebe-leichter*-Programm umzusetzen. Je öfter dir das gelingt, umso schneller wird es zur Gewohnheit.
- 9. Finde heraus, in welchem Bereich deines Lebens du dir eine Veränderung wünschst.
- 10. Halte dich weiterhin konsequent an die Drei-Mahlzeiten-Regel und die Portionsgröße »Teller«. Finde heraus, ob Körper, Geist und Seele gleichermaßen zu ihrem Recht kommen.
- 11. Finde ein Ja zu dir selbst und mach das Beste aus deinem Typ.

Arbeite die Themen der vergangenen Wochen ruhig noch einmal durch.

Wir empfehlen dir außerdem, noch eine Weile dein Ernährungstagebuch zu führen. Im 12-Wochen-Planer kannst du weiterhin deine Mahlzeiten dokumentieren, deine Trinkmenge kontrollieren und deine Bewegungseinheiten protokollieren. Es gibt auch einen immerwährenden *Lebe-leichter*-Jahresplaner mit Eintragungsmöglichkeiten für ein ganzes Jahr.

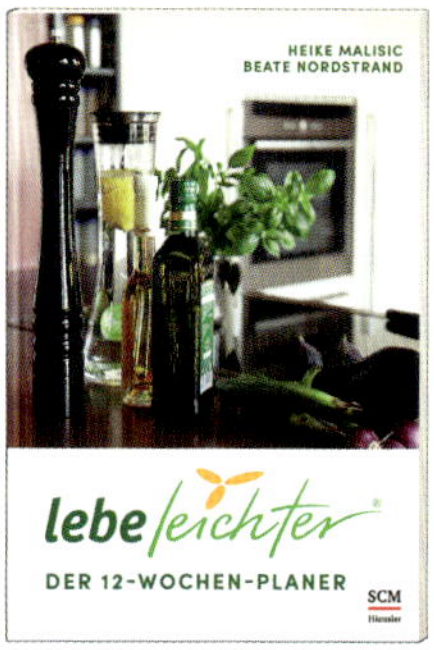

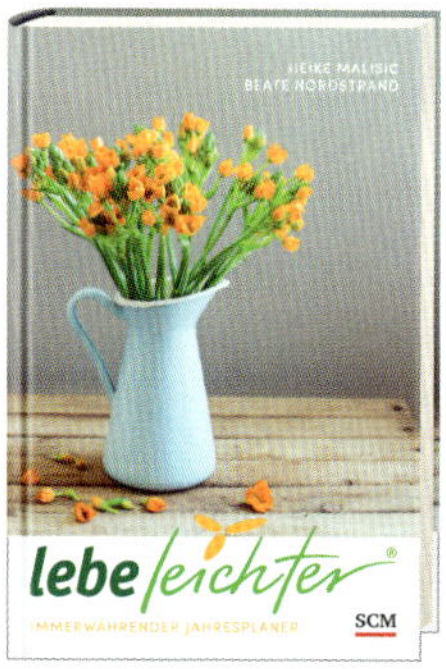

Behalte deinen wöchentlichen Wiegetag auch nach den 12 Wochen bei. Einmal pro Woche unter den gleichen Bedingungen, das reicht. Reagiere schnell, wenn du merkst, dass sich wieder ein oder zwei Kilo dazugesellen wollen. Niemand ist immer konsequent.

Eines der Geheimnisse von *Lebe leichter* ist, rechtzeitig die Notbremse zu ziehen!

> Schwerer Anfang ist zehnmal heilsamer als leichter Anfang.
>
> JEREMIAS GOTTHELF

VERÄNDERN

Auf dem Gymnasium wird es nicht leichter, sondern schwerer. Aber du bist auch stärker als früher. Du hast ein großes Ziel erreicht und die Herausforderung heißt nun: Das Gewicht halten. Das ist schwerer als Abnehmen. Aber du wirst es schaffen.

Ehrlich sein

Sicher freust du dich über jedes Kilo, das verschwunden ist. Wirf trotzdem einen ehrlichen Blick zurück. Damit diese Kilos auch auf Dauer wegbleiben, frag dich: Wo sind sie ursprünglich hergekommen? Oft lag es an zu viel Brot, zu viel Joghurt, zu viel Obst, zu viel Süßem, zu großen Portionen und zu wenig Bewegung.

Bist du bereit, die Gewohnheiten von damals ad acta zu legen?

Auf einen guten Rhythmus achten

Die Basics sitzen, jetzt kommen neue Fächer dazu: Rhythmus, Routine, Ausdauer. Eine feste Tagesstruktur mit regelmäßigen, nicht zu späten Mahlzeiten erleichtert das Einhalten der Tellerregel, weil ein starker Heißhunger erst gar nicht aufkommt.

Willst du deinem Körper also langfristig etwas Gutes tun, dann sorge für einen guten Rhythmus. Das beinhaltet Regelmäßigkeit in Bezug auf die Mahlzeiten, deine Aufsteh- und Zubettgehzeiten sowie regelmäßige Pausen – Feierabend, Wochenenden und Ferien –, wo dein Körper auftanken kann.

Die richtige Einstellung

Minderwertiges Essen hat eine negative Wirkung auf unseren Körper. Minderwertige Gedanken und eine negative Einstellung haben aber auch eine negative Wirkung. Und zwar auf die Seele und den Körper.

Betrachte so oft wie möglich die positiven Seiten deines Lebens. Gewöhn dich daran, immer den Vorteil zu sehen. Je konsequenter du das trainierst, desto leichter wird dein Grundgefühl.

Vielleicht ärgerst du dich darüber, dass andere Menschen viel essen können und trotzdem schlank sind, während du schnell zunimmst. Vielleicht nimmst du wirklich schneller zu als andere. Vielleicht ist dein Stoffwechsel wirklich träger.

Aber während manche Menschen scheinbar unbekümmert schlemmen können, erlernst du nicht nur langfristig ein gutes Essverhalten und ernährst dich gesund. Sondern diese Disziplin wird sich auch auf andere Bereiche deines Lebens übertragen. Es kommt Ordnung in dein Leben!

Oasen finden

Mit Essen kann man sich stundenlang beschäftigen, entspannen, belohnen, trösten, beruhigen, feiern und – seien wir mal ehrlich – auf diese Weise seine anderen Bedürfnisse ganz schön vernachlässigen.

Echte Oasen sind aber nicht an Essen gekoppelt. Plane täglich Oasenzeiten ein, in denen du zur Ruhe kommst. Kraft schöpfen kannst. Nachdenken. Weichen stellen. Oder einfach die Seele baumeln lassen.

Hast du einen Oasenplatz bei dir zu Hause?

Such dir auch Oasenplätze außerhalb deiner vier Wände. Die Natur bietet sich dazu besonders gut an. Aber es könnte auch ein gemütliches Café in deiner Nähe sein, wo du nur ein Glas Wasser oder einen Tee bestellst und ungestört nachdenken kannst.

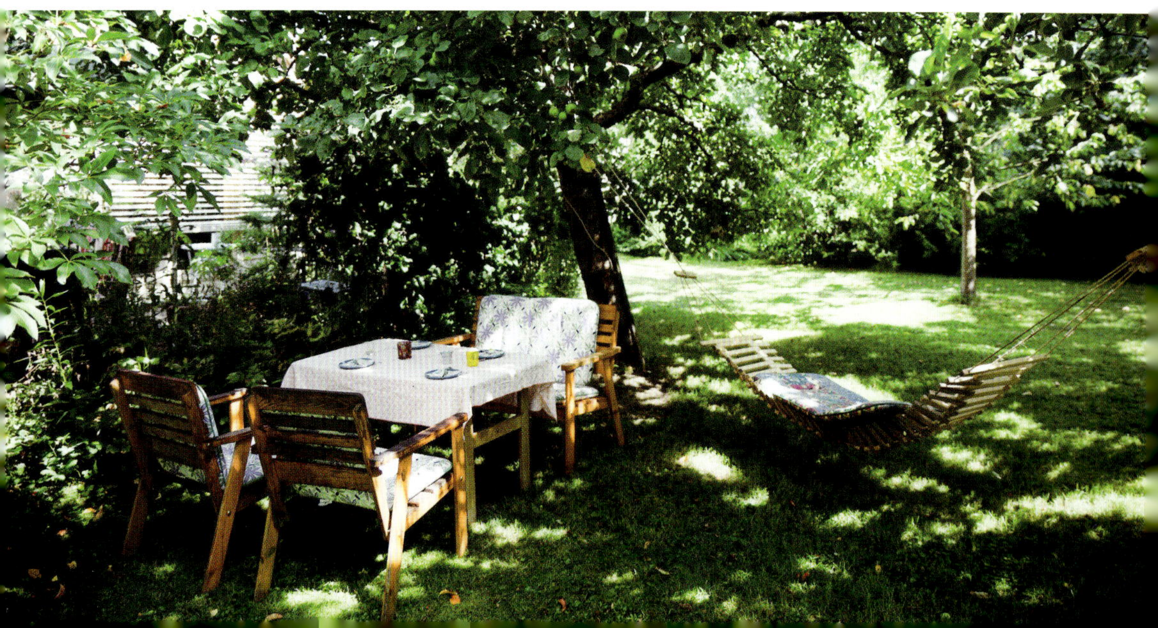

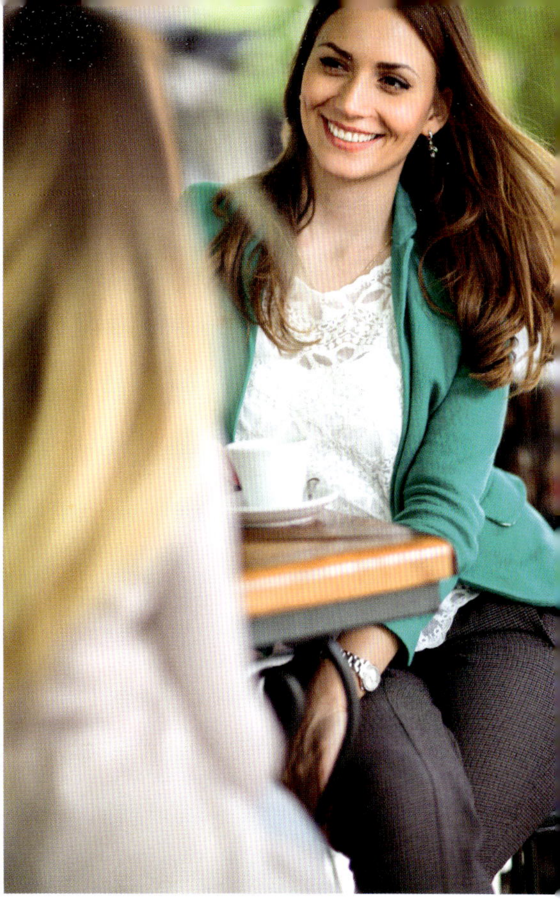

Bemüh dich um Beziehungen

Gute Beziehungen machen die Seele satt. Deswegen nehmen Menschen, die frisch verliebt sind, fast von alleine ab. Erfahrungsgemäß sind es die schlanksten Zeiten im Leben von Molligen, wenn sie verliebt sind oder sich in einem anregenden sozialen Rahmen bewegen.

Das kannst du doch beeinflussen! Bemüh dich aktiv darum, neue Menschen kennenzulernen. Überprüfe in diesem Zuge auch, welche Beziehungen dir nicht guttun. Du hast das Recht, negative Beziehungen zu beenden. Umgib dich mit Menschen, die dir guttun, die gerne lachen, die positiv denken und reden und das Beste in dir zum Vorschein bringen. Und sei selbst genauso.

Unser Glück braucht Menschen. Investiere deshalb in Beziehungen. Kämpfe für deine Ehe. Für einen guten Draht zu deinen Kindern. Interessiere dich für deine Mitmenschen. Säst du Freundlichkeit und Liebe, wirst du sie auch ernten. Das sind Lebensgesetze.

Trainiere deine Lebensfreude

Lebensfreude ist sowohl gut für deine Figur – davon sind wir fest überzeugt – als auch Übungssache. Sie wird sich steigern, wenn du deine Körperhaltung straffst oder es geschafft hast, den Keller aufzuräumen. Aber auch, wenn du lächelst, gelobt wirst oder jemandem ein Kompliment machst. Sie wächst durch einen Ausflug in die Natur, durch Bewegung und wenn du einem netten Menschen begegnest. Lebensfreude durchströmt dich, wenn du eine gute Nachricht erhältst, etwas Neues gelernt hast und dich mit jemandem versöhnst.

Sag nicht so schnell: »Aaaanstrengend.« Hast du dich erst mal überwunden, aus dem Haus zu gehen – sei es zum Fahrradfahren, ins Schwimmbad, zum Tanzen, zum gemeinsamen Kegeln, zum Gospelkonzert, zum Besuch des Freilichttheaters oder zum Sport –, merkst du, wie Essen nebensächlicher wird. Dein Lebensfreudepegel steigt.

Pflege dein Luxusmodell

Vergleiche deinen Körper mal mit einem Auto der Luxusklasse: Auch bei dem leistungsstärksten Auto würdest du den Motor nicht die ganze Nacht laufen lassen. Du würdest kein Benzin einfüllen, das dem Motor schadet. Und vor allem würdest du den Zapfhahn rausnehmen, wenn der Tank voll ist.

Du würdest die Bedienungsanleitung lesen und darauf achten, dass du keinen Kratzer in den Lack bekommst. Und wenn dir im Kofferraum eine Einkaufstüte umgekippt wäre, würdest du den schönen Wagen schnell wieder sauber machen.

Um wie viel wertvoller ist dein eigener Körper!

Beam dich mal in die Zukunft:
Wie könnte dein Leben in zwei, drei, fünf oder zehn Jahren aussehen, wenn du dich gut um dich und deine Gesundheit kümmerst? Triff gute Entscheidungen. Denn mit diesem Körper wirst du alt werden.

VERTIEFEN

Vielleicht ist deine Abnahme der erste Schritt, um dein Leben zu verändern und neu zu gestalten. Ein Ziel erreicht zu haben, setzt immer einen positiven Folgekreislauf in Gang.

Vielleicht sind deine Figurprobleme die letzte Bastion, die du noch einnehmen willst, und ansonsten läuft alles wunschgemäß. Es kann aber auch sein, dass dein Gewicht nur eine der vielen Baustellen ist, die dein Leben gerade schwer machen.

Wir möchten dir die größte Hilfe, die es gibt, nicht vorenthalten. Beide, Heike und Beate, haben wir Gott als einen persönlichen, liebenden Vater kennengelernt, zu dem wir mit allen Anliegen und Problemen kommen können. In vielen brenzligen Situationen haben wir Wunder erlebt.
Auch deine Anliegen bezüglich deiner Gesundheit und deiner Figur sind nicht zu klein, um damit zu ihm zu kommen.

Mach ein Experiment

Wenn du nicht sicher bist, ob Gott dich hört, mach doch ein Experiment. Bitte Gott, dass er sich dir zu erkennen gibt. Wie? Durch ein einfaches Gebet. Das könnte so ähnlich lauten: »Gott, ich weiß wirklich nicht, ob es dich gibt. Wenn die Bibel wahr ist und es dich gibt, dann zeig dich mir bitte!« Wir glauben, dass Gott dir darauf eine Antwort geben wird.

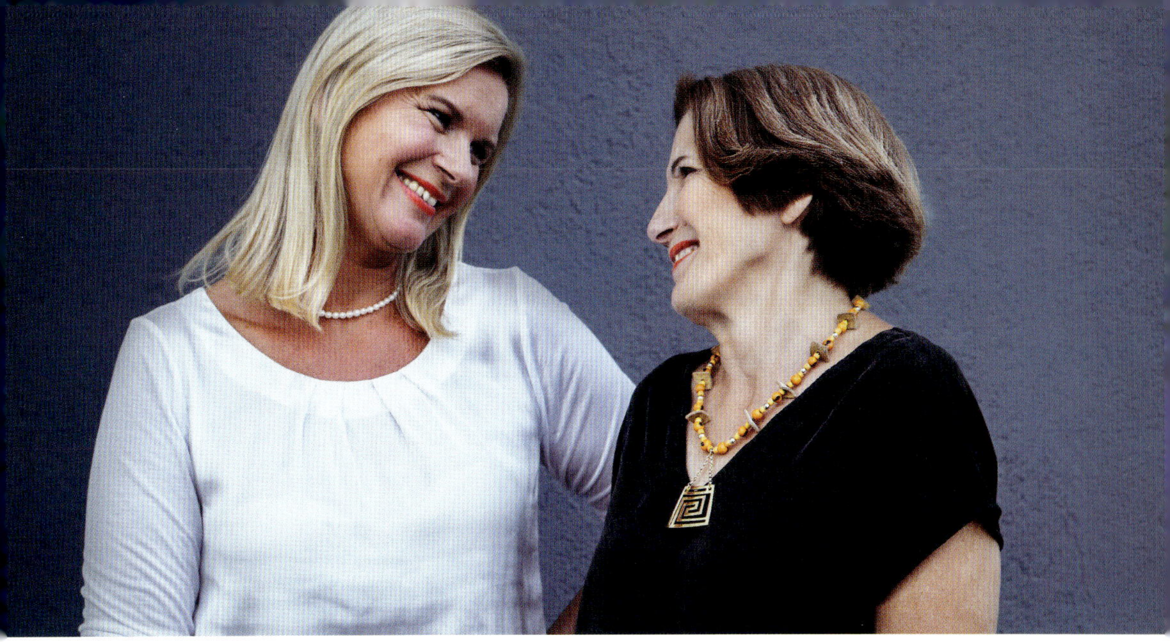

Der beste Coach

Vielleicht ist dieses Jahr ein Jahr des Neubeginns. Wo du mit Gottes Hilfe diese Bastion einnimmst. Schau dem Goliath ins Gesicht, der schon so lange versucht hat, dich in Schach zu halten. Gott ist auf deiner Seite. Er will, dass du frei bist und diesen Kampf gewinnst. Er ist den Weg schon für dich abgelaufen. Hin und zurück. Er hat schon die Steine für dich herausgesucht, mit denen du den Riesen ausknocken kannst.

Gott kennt dich besser als jeder Arzt. Er weiß, wie du tickst, und kennt deine Frage »Wozu bin ich auf der Welt?«. Weil er dich wollte. Und zwar genau so, wie du bist.

Aber kannst du auch glauben, dass er Abenteuer für dich vorbereitet hat? Dass er dir Menschen über den Weg schickt und Projekte mit dir zusammen vorgesehen hat?

Uns, Heike und Beate, macht es manchmal sprachlos, dass Gott uns dazu gebraucht hat, das *Lebe-leichter*-Programm zu entwickeln, das sich inzwischen durch Hunderte Coachs in Deutschland, Österreich und der Schweiz ausgebreitet hat. Es war, ist und bleibt ein Abenteuer.

Und es erfüllt uns mit – na ja – Ehrfurcht, dass Gott uns befähigt hat, den Body-Spirit-Soul-Kurs zu entwickeln, wo Frauen zusammenkommen und lernen, gut für sich zu sorgen, für Körper, Geist und Seele. Es ist ein riesengroßes, aufregendes Abenteuer und wir stecken gerade mittendrin. Mehr dazu unter www.bodyspiritsoul.de.

Aber weißt du was? Dich dürfte besonders interessieren, was noch auf deiner Agenda steht. Wir wünschen dir ein spannendes, leichtes Leben und tolle Abenteuer.

HEIKE UND BEATE

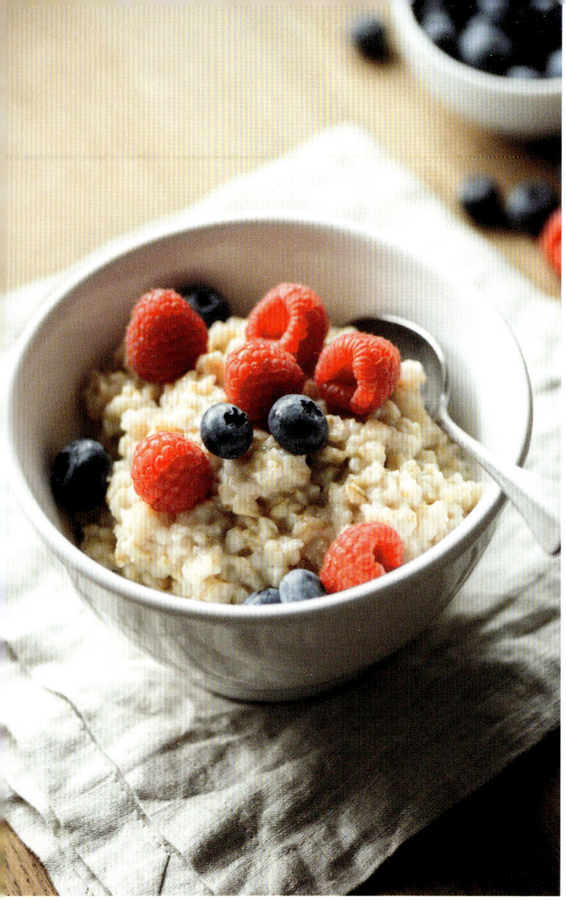

REZEPTE

KLEINE TELLER
(FRÜHSTÜCK UND 3. MAHLZEIT)

Herzhaftes Frühstück

2 Scheiben getoastetes Schwarzbrot
2 TL Kürbiskernöl
1 Scheibe gekochter Schinken
(½ für jede Scheibe Brot)
1 Scheibe Käse
(½ für jede Scheibe Brot)
Pflaumensenf oder säuerliche
Marmelade

Kürbiskernöl auf das getoastete Brot träufeln, mit Schinken und Käse belegen und zur Krönung obenauf noch einen Klecks Pflaumensenf oder andere säuerliche Marmelade. Dazu ein Stück Obst oder Gemüse nach Wahl, z. B. 3 Pflaumen oder ein kleines Schälchen Erdbeeren oder eine rote Paprika.

Genießerfrühstück

1 Vollkornbrötchen
1 TL Butter
1 Scheibe Räucherlachs
1 Messerspitze Aprikosen-Senf
(Rezept S. 178)
1 EL körniger Frischkäse
2 Scheiben Lachsschinken
Rohkost nach Wahl

Brötchen aufschneiden, eine Hälfte mit Butter bestreichen und mit Lachs belegen, dünn mit Aprikosen-Senf bestreichen. Die andere Hälfte mit dem körnigen Frischkäse und dem Lachsschinken belegen. Dazu Rohkost nach Wahl.

Haferflocken-Müsli

4 EL Haferflocken
125 ml Milch
1 TL gehackte Nüsse
oder Chiasamen
2 Handvoll Obst

Die Haferflocken in der Milch einweichen. Obst klein schneiden und mit den Nüssen oder Chiasamen unter den Haferbrei heben.

Knuspriges Frühstück

1½ Scheiben Vollkornbrot
1 EL Frischkäse
2 EL Magerquark
1 TL Marmelade
1 kl. Banane

Brot toasten, Frischkäse, Magerquark und Marmelade verrühren und auf das getoastete Brot streichen. Banane in Scheiben auf das Brot legen. Evtl. eine Prise Zimt darüberstreuen.

Morgenmüsli

2–3 EL Haferflocken, fein oder kernig
1 Dessertschälchen gefrorene Beeren
1–2 Trockenpflaumen
1 EL gehackte Mandeln oder Nüsse oder andere Kerne
1 TL geschroteter Leinsamen
1 TL Leinöl

Haferflocken mit heißem Wasser vorquellen lassen, die aufgetauten Beeren und die restlichen Zutaten dazugeben, warm oder abgekühlt genießen.
Nach Bedarf süßen.

Dinkelmüsli

1 Apfel
1 Birne
150 g Joghurt
4 EL Dinkelflocken
Honig
Zimt
1 TL gehackte Mandeln

Den Apfel raspeln, die Birne würfeln. Mit dem Joghurt, 1 TL Honig, den Dinkelflocken und einer Prise Zimt mischen. Mit gehackten Mandeln bestreuen.

Power-Frühstück mit Leinöl

70–100 g Magerquark
2 EL Milch
1–2 EL Leinöl
etwas Obst, z. B. 1 Apfel, Banane, Weintrauben, Orange
¼ geriebene gefrorene Biozitrone
1–2 EL frisch geschroteten Leinsamen
nach Bedarf Kokosraspeln

Quark mit der Milch verrühren und 1–2 EL Leinöl zugeben, bis man kein Öl mehr sieht. Mit 2 Portionen Obst ergänzen: z. B. geriebener Apfel und Weintrauben oder Banane und eine Orange, plus ¼ geriebene gefrorene Biozitrone, plus 1–2 EL frisch geschroteten Leinsamen. Mit Kokosraspeln dekorieren.

Frühstücksporridge mit Obst –
Rezept von Ines Frühauf

150 ml Milch
50–150 ml Wasser (nach Bedarf)
1 EL Rohrzucker
1 Prise Salz
evtl. Zimt
3 gehäufte EL zarte Haferflocken
evtl. 1 TL wilde Braunhirse
Obst nach Geschmack, z. B. 1 Apfel oder 1 Birne, 1 Handvoll Weintrauben, Beeren aller Art

Wasser, Milch, Salz und Zucker zum Kochen bringen, die Haferflocken und evtl. die wilde Braunhirse zugeben und unterrühren, sodass eine glatte Masse entsteht. Kurz aufkochen lassen. Es empfiehlt sich, die Restwärme zu nutzen und das Porridge auf dem Herd abkühlen zu lassen, so quellen die Haferflocken schön aus.
Eine Frühstücksvorbereitung am Vorabend ist sinnvoll, denn das Porridge kann morgens aufgewärmt werden.
Die Rezeptangabe ist für eine Portion, wenn du für mehrere kochen möchtest, einfach die Zutaten entsprechend multiplizieren.
Wilde Braunhirse gibt es übrigens im Reformhaus, das Kilo kostet ca. 8 Euro. Durch den hohen Anteil an Mineralstoffen ist Braunhirse gut für Haut, Haare und Nägel und verleiht dem Porridge einen leicht nussigen Geschmack.

Hirse-Kardamom-Porridge

70 g Hirse
150–200 ml Milch 1,5 % Fett oder Mandelmilch
2 TL gehackte Mandeln oder Haselnüsse
1 Apfel
1 Prise Kardamom
1 Prise Zimt
1 TL Leinöl

Hirse mit reichlich Wasser bedeckt über Nacht einweichen. Am nächsten Morgen das Wasser abgießen und die Hirse mit der Milch 5 Minuten köcheln und 5 Minuten quellen lassen. Apfel entkernen, in Stücke schneiden und in einer beschichteten Pfanne goldbraun dünsten. Mit jeweils 1 Prise Zimt und Kardamom bestäuben, zusammen mit den Nüssen und dem Leinöl zur Hirse geben. Sollte die Hirse sehr trocken sein etwas Milch zugeben.

Rührei mit Champignons

2 Eier
150 g Champignons
1 Zwiebel
1 TL Öl
Schnittlauch
Salz
1 Scheibe Vollkornbrot

Eier mit Salz verquirlen. Zwiebel schälen und in kleine Würfel hacken. Schnittlauch klein schneiden. Öl in einer beschichteten Pfanne heiß werden lassen. Zwiebel darin anbraten, Champignons dazugeben und so lange braten, bis die Champignons Flüssigkeit ziehen. Verquirltes Ei in die Pfanne gießen und mit Schnittlauch bestreuen. Mit einem Pfannenwender von der Außen- zur Innenseite zusammenschieben. So lange, bis das Ei gestockt ist. Dazu eine Scheibe Vollkornbrot.

Brokkolisalat

(Dieses Rezept ergibt mehr als eine Portion. Entweder du isst den Salat mit einer halben Scheibe Brot als kleine Mahlzeit auf dem kleinen Teller oder mit einer Scheibe Brot oder einem Brötchen als Hauptmahlzeit auf dem großen Teller.)
300 g Brokkoli (frisch und roh)
1 rote Paprika
1 Apfel
2–3 EL Sonnenblumenkerne
1 TL Honig
1 TL Senf
2 EL Öl
Saft einer Zitrone oder Balsamicoessig
Salz
Pfeffer

Obst und Gemüse so klein wie möglich schneiden oder in eine Küchenmaschine geben. Sonnenblumenkerne anrösten, zu den übrigen Zutaten geben, alles vermischen und gut durchziehen lassen!

Obstquarkcreme

250 g Quarkcreme oder Magerquark
ein Schuss Mineralwasser
250 g Obst nach Wahl
1 EL Nüsse (z. B. Mandeln oder Walnüsse)
1 TL Chiasamen

Obst waschen, ggf. schälen und in kleine Stücke schneiden. Wenn du Magerquark verwendest, rühre ihn mit einem Schuss Mineralwasser glatt, bei der Quarkcreme entfällt das. Obst, Nüsse und Chiasamen unterheben.

Tomaten-Toast

2 Scheiben Vollkorntoast
1 Knoblauchzehe
2 TL Olivenöl
2 Tomaten
1 Naturjoghurt
Salz

Toast im Toaster toasten. Knoblauchzehe schälen und halbieren.
Den warmen Toast mit der aufgeschnittenen Seite des Knoblauchs einreiben und mit jeweils 1 TL Öl beträufeln. Tomaten in dicke Scheiben schneiden und auf dem Toast verteilen, salzen. Dazu 1 Joghurt.

Toast Hawaii

2 kleine Scheiben Brot
(Vollkorn- oder Toastbrot)
1 Scheibe Schinken
2 Scheiben Ananas
2 Scheibletten o. anderer Käse
Butter

Vollkornbrot vortoasten und gerne etwas buttern. Je eine halbe Scheibe gekochten Schinken drauflegen, danach jeweils eine Scheibe Ananas und zuletzt eine Scheiblette oder eine Scheibe Bergkäse oder Gouda.
In der Mikrowelle oder im Ofen überbacken. Dazu eine rote Paprika in Streifen.

Vollkornbrot mit Sprossen

2 kleine Scheiben Vollkornbrot
1 EL körniger Frischkäse
1 Scheibe gegartes Putenbrustfilet
1 Scheibe Käse
1 TL Tomatenmark
1 Handvoll Alfalfasprossen

1 Scheibe Brot mit körnigem Frischkäse bestreichen. Darauf die Hälfte der Alfalfasprossen geben und mit der Scheibe Putenbrustfilet belegen. Die andere Hälfte mit Tomatenmark bestreichen und mit Alfalfasprossen und Käse belegen. Dazu 1 Stück Obst.

Vegetarische Bratlinge

(pro Person 3 Stück + Salat)
Zutaten für 6 Stück:
1 Becher körniger Frischkäse
20 g Haferflocken
40 g Cornflakes
½ Zwiebel in Würfeln
3 Eier
½ Packung 8-Kräuter (TK)
1 TL Salz

Körnigen Frischkäse mit Haferflocken, Cornflakes, Zwiebelwürfeln, Eiern, Salz und Kräutern vermengen, 30 Minuten quellen lassen. 6 Bratlinge formen, in 1 TL Öl auf beiden Seiten ca. 10 Minuten braten. Dazu passt Salat.

Flammkuchenbrötchen

1 Brötchen (80 g)
2 EL saure Sahne
30 g magere Schinkenwürfel
1 EL Zwiebelwürfel
1 EL geriebener Käse

Brötchen halbieren und mit der sauren Sahne bestreichen. Schinken und Zwiebel auf den Brötchenhälften verteilen und den geriebenen Käse darüberstreuen. Bei 200 Grad ca. 10 Minuten überbacken, bis der Käse zerlaufen ist. Dazu Rohkost nach Wahl.

Kohlrabi-Apfel-Rohkost

1 TL Sonnenblumenkerne
1 kl. Kohlrabi
1 kl. säuerlicher Apfel
Zitronensaft
etwas flüssiger Honig
Salz
Öl
Rucola

Sonnenblumenkerne in einer Pfanne fettfrei anrösten. Kohlrabi und Apfel in schmale Scheiben schneiden. Zitronensaft, Honig, Salz und Öl verrühren und unter die Kohlrabi-Apfel-Mischung mischen. Rucola kleiner zupfen, unterziehen und die Rohkost mit den Sonnenblumenkernen bestreuen. Dazu ein Knäckebrot oder eine kleine Scheibe Brot mit Butter oder Margarine.

Knäckebrot vegetarisch

4 Scheiben Wasa® Crisp
4 TL Humus
4 TL Frischkäse
¼ Avocado
1 Tomate
Salz

2 Scheiben Wasa® Crisp mit Humus bestreichen. Auf die anderen beiden Scheiben zuerst den Frischkäse geben, dann die in dünne Scheiben geschnittene Avocado. Die Tomate in Scheiben schneiden und auf die Brote verteilen. Leicht salzen. Dazu 1 Stück Obst.

Schneller Couscoussalat

Für die Brotzeit im Büro/unterwegs oder als Abendessen (kleiner Teller). Als große Mahlzeit gerne noch mit einer Scheibe Brot mit Butter oder Margarine
50 g Couscous, trocken
75 ml Gemüsebrühe, zubereitet (½ TL Instantpulver)
½ Salatgurke
2 Tomaten, frisch, oder einige Cocktailtomaten
1 EL Minze, gehackt, ersatzweise Petersilie
2 EL Zitronensaft
1 TL Pflanzenöl
4 EL Gemüsebrühe, zubereitet
Salz
Pfeffer
Paprikapulver

Couscous mit heißer Brühe übergießen und ca. 3–5 Minuten quellen lassen. Gurke und Tomaten waschen, würfeln und mit der Minze unter den Couscous mischen. Zitronensaft mit Öl und Brühe verrühren. Mit Salz, Pfeffer und Paprikapulver würzen. Dressing unter den Couscoussalat mischen.

Überbackene Rösti

3 gefrorene Rösti
30 g magere Schinkenwürfel
1 EL geriebener Käse
1 rote Paprikaschote

Paprika waschen und in Streifen schneiden. 2 Streifen würfeln, den Rest auf einen Teller geben. Rösti auf ein mit Backpapier belegtes Backblech geben, 20 Minuten bei 200 Grad vorbacken. Mit Schinken, Paprikawürfeln und Käse belegen. Weitere 10 Minuten überbacken.

Karottenrohkost mediterran

2 mittelgroße Karotten
50 g Fetakäse
50 g Thunfisch aus der Dose (im eigenen Saft)
ca. 10 Oliven ohne Kerne
Salz
Pfeffer
Walnussöl
weißer Balsamicoessig

Karotten raspeln, Käse würfeln, Oliven in Scheiben schneiden, Thunfisch auseinanderzupfen, alles vermischen und nach Geschmack würzen. Lecker mit Weißbrot oder einem getoasteten Vollkornbrot.

Champignonsalat

1 Handvoll braune Champignons
1 Tomate
1 kleines Stück Salatgurke
50 g Feta in Würfeln
50 g Putenbrust in Streifen geschnitten
3 EL Kichererbsen
2 EL Salatdressing
Koriander und Kurkuma nach Geschmack

Champignons putzen, Tomate und Salatgurke waschen und in kleine Stücke schneiden. Mit den übrigen Zutaten und 2 EL Salatdressing oder Essig, Öl, Salz und Pfeffer vermengen. Gerne eine Prise Koriander und Kurkuma dazu.

Brot mit Forellencreme

1 Päckchen Forellenfilet (100–125 g)
2–4 EL Frischkäse, z. B. Meerrettich
2 kleine Scheiben Vollkornbrot
Gemüse nach Geschmack
½ Zwiebel
Pfeffer
Salz

Forellenfilet mit dem Frischkäse vermischen, gerne auch mit einer ½ Zwiebel, Pfeffer, Salz. Vollkornbrot vortoasten. Mit der Forellencreme bestreichen und kurz im Ofen überbacken! Dazu noch eine Handvoll Rohkost nach Geschmack; z. B. 1 Paprika, 2 Tomaten.
In einigen Rezepten steht »Salatdressing« unter den Zutaten. Du kannst natürlich ein eigenes Rezept benutzen, doch auf S. 176 findest du auch ein paar Vorschläge von uns.

GROSSER TELLER (HAUPTMAHLZEIT)

Spaghetti mit Gemüse

1 Zwiebel
1 Karotte
1 Zucchini
100 g Kirschtomaten
1 TL Öl
100 ml Wasser
Gemüsebrühe
100 g Spaghetti
Salz
1 TL Parmesan

Zwiebel schälen und in Würfel schneiden. Gemüse waschen. Karotte und Zucchini in Scheiben schneiden, Tomaten halbieren. Die Zwiebeln in 1 TL Öl andünsten, Karotten und 100 ml Gemüsebrühe zufügen und 10 Minuten köcheln lassen. Zucchini und Kirschtomaten dazu, weitere 10 Minuten köcheln lassen. In der Zwischenzeit die Spaghetti in Salzwasser bissfest garen, abgießen und unter das Gemüse heben. 1 TL Parmesan auf das fertige Essen streuen.

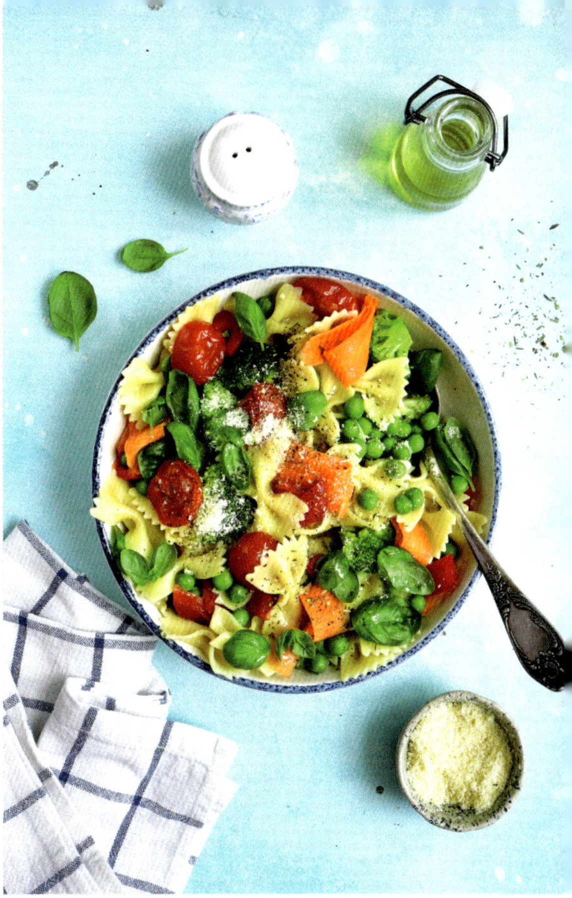

One-Pot-Pasta mit viel Gemüse

Rezept für 2 Personen
(lässt sich wunderbar verdoppeln)
150 g kurze Vollkornpasta
1 kleiner Brokkoli (ca. 250 g)
2 Lauchzwiebeln
200 g Cocktailtomaten
3–4 getrocknete Tomaten
1 kleine Möhre
½ TL Salz
½ TL getrocknete Kräuter
1 EL Olivenöl
Parmesan zum Bestreuen

Gemüse vorbereiten: Brokkoli in Röschen teilen, Strunk schälen und in Streifen schneiden. Lauchzwiebeln in Ringe schneiden, Cocktailtomaten vierteln, getrocknete Tomaten in Streifen schneiden, Möhre in feine Scheiben hobeln. Ungekochte Pasta in einen nicht zu kleinen, weiten Topf geben – oder in eine große Pfanne mit Deckel – und mit 300–400 ml Wasser bedecken. ½ TL Salz, ½ TL getrocknete Kräuter und 1 EL Olivenöl dazugeben und mit geschlossenem Deckel zum Kochen bringen. Hitze reduzieren. Gemüse nacheinander auf die Pasta geben, sodass die unterschiedlich kurzen Garzeiten gewährleistet sind.
Mit Pfeffer würzen und gut umrühren. So lange köcheln lassen, bis Pasta und Brokkoli bissfest sind. Noch einmal abschmecken und mit Parmesan bestreut servieren.

Pellkartoffeln mit Ei-Hüttenkäse

½ Becher Hüttenkäse
2 EL Magerquark oder Quarkcreme
1 hart gekochtes Ei
Salz, 1 TL Senf
Currypulver
Schnittlauch
3 Kartoffeln
½ Gurke
1 EL Dressing

Ei schälen und in Würfel schneiden. Schnittlauch in Ringe schneiden. Hüttenkäse, Quark und Senf mit 1 Prise Salz und etwas Currypulver verrühren, Ei und Schnittlauch unterheben. Kartoffeln in der Schale gar kochen. Gurke schälen und hobeln, mit dem Dressing vermengen.

Pasta mit Lachs-Tomaten-Soße

1 Zwiebel
1 TL Öl
125 g Lachs (gefroren)
1 Dose gehackte Tomaten
1 EL Sahne
Gemüsebrühe
100 g Nudeln
Salz
1 TL Parmesankäse
Ein paar Salatblätter nach Wahl,
z. B. Lollo Rosso, Feldsalat, Eichblattsalat
1 EL Dressing

Zwiebel schälen und in Würfel schneiden, in 1 TL Öl anbraten. Den halb angetauten Lachs in Würfel schneiden und zu den Zwiebeln geben, kurz umrühren, sofort die Tomaten dazugeben, mit 1 TL Gemüsebrühe würzen. Ca. 15–20 Minuten köcheln lassen. In der Zwischenzeit die Nudeln in Salzwasser gar kochen.
Zum Schluss den EL Sahne unter die Soße geben. Nudeln abgießen und mit der Soße vermengen, 1 TL Parmesan über das fertige Essen streuen. Salat waschen, putzen und trocken schleudern. Mit dem Dressing vermengen.

Sesamkartoffeln mit Putenbrustfilet

4–5 sehr kleine Kartoffeln
1 TL Sesam, 2 TL Öl
1 Putenbrustfilet (150 g)
Salz, Pfeffer, Blattsalat
1 EL Dressing

Kartoffeln gründlich waschen, abtrocknen und halbieren.
Eine kleine Fläche auf dem Backblech mit Öl einpinseln, Salz und Sesam darauf verteilen. Die Kartoffeln mit der geschnittenen Fläche nach unten auf die Sesam-Salz-Mischung geben. Ca. 35 Minuten im Ofen bei 180 Grad Umluft backen. In der Zwischenzeit das Putenbrustfilet würzen und in 1 TL Öl von beiden Seiten braten, bis es gar ist. Blattsalat waschen und putzen, trocken schleudern und mit dem Dressing vermengen.

Sauerkraut-Kartoffelpfanne

1 kleine Dose Sauerkraut
2–3 Kartoffeln
1 Zwiebel
50 g magere Schinkenwürfel
1 EL Öl
Salz
Pfeffer
Chili
nach Bedarf 2 EL saure Sahne

Kartoffeln würfeln und in Salzwasser garen, abtropfen lassen. Zwiebel in Würfel schneiden und zusammen mit den Schinkenwürfeln und dem Öl in einer Pfanne anschwitzen. Sauerkraut zugeben und kurz mitdünsten. Kartoffeln unterheben und kurz mit anbraten.
Mit Salz, Pfeffer, Chili würzen. Wer es saftiger mag, kann etwas Gemüsebrühe oder 2 EL saure Sahne unterrühren.

Zucchini-Puffer

1–2 Frühlingszwiebeln
eine kleine Zucchini (ca. 250 g)
50 g Dinkelvollkornmehl
1 Ei
Salz
Pfeffer
frische oder TK-Kräuter

Die Frühlingszwiebeln in feine Ringe schneiden, die Zucchini auf einer Reibe raspeln, die übrigen Zutaten damit vermengen. In einem EL Butterschmalz zu ca. 5 Puffern ausbraten.
Dazu Tomate und Kräuterquark.

Dinkelpfannkuchen

2 Eier
4–6 EL Wasser
5–6 gehäufte EL Dinkelmehl
½ TL Salz
Öl
1–2 Handvoll Gemüse nach Wahl
30 g Schafskäse

Eier, Wasser, Mehl und Salz miteinander verquirlen und in der heißen Pfanne mit etwas Öl stocken lassen. Während der Pfannkuchen stockt, Zucchini, Champignons, Lauch, Rucola o. Ä. auf der stockenden Masse verteilen, 30 g Schafskäse darübergeben. Wenn die Masse gestockt ist, zusammenklappen und auch von der anderen Seite knusprig braten.

Hering in Joghurt

1–2 Heringe (aus dem Glas, ca. 100 g)
1 Apfel
½ Zwiebel
3 Gewürzgurken
150 g Joghurt
2 große Kartoffeln

Heringe in kleine Stücke schneiden, Apfel waschen, schälen und würfeln. Zwiebeln schälen und in feine Ringe schneiden. Gewürzgurken in Scheiben schneiden. Alles zusammen mit dem Joghurt und etwas Fischwasser aus dem Glas vermengen.
Gut durchziehen lassen. Kartoffeln mit der Schale gar kochen. Tipp: Schmeckt

auch sehr gut mit Matjes. Dann einen kleinen Schuss Gurkenwasser dazugeben.

Lachsfilet mit Reis und Gemüse

1 Lachsfilet (125–150 g)
1 TL Öl
80 g Reis
Salz
½ Zitrone
1 Zweig Rosmarin
2 Karotten
½ Kohlrabi
Salz
Muskat
1 TL Rapsöl

Karotten und Kohlrabi waschen, schälen und in fingerdicke Stifte schneiden. Entweder im Dampfgarer oder im Topf 20 Minuten gar dünsten. Reis nach Packungsangabe zubereiten. Lachs waschen, abtrocknen, salzen und in 1 TL Öl auf der einen Seite ca. 4–5 Minuten anbraten, wenden und mit etwas Zitronensaft beträufeln und einen Zweig Rosmarin obenauf legen. 4–5 Minuten fertig braten. Karotten und Kohlrabi mit Salz und Muskat würzen und 1 TL Rapsöl unterheben. Mit dem Reis und dem Fisch servieren. Nach Geschmack noch etwas Zitronensaft über das Essen geben.

Leichte Erbsencremesuppe mit gekochtem Schinken

1 kleine Zwiebel
1 kleine Kartoffel
1 EL Öl
120 g tiefgefrorene Erbsen
200 ml Gemüsebrühe
3 EL (Butter-)Milch
1 Bio-Zitrone
Salz
Pfeffer
1 TL Mandelblättchen, geröstet
1–2 Scheiben fettarmer gekochter Schinken

Zwiebel und Kartoffel schälen, fein würfeln. Öl erhitzen, dann beides glasig andünsten. Erbsen, bis auf einige zum Garnieren, hinzufügen. Mit Brühe ablöschen, aufkochen und zugedeckt 10 min ziehen lassen. Zitrone waschen, ¼ der Schale abreiben. Minzeblätter waschen und bis auf einige Blätter für die Garnierung zu den Erbsen geben. Zum Schluss die Erbsen pürieren, dann noch 2 EL (Butter-)Milch unterrühren Mit Zitronenschale und Salz und Pfeffer abschmecken. Schinken in Scheiben schneiden. Die Suppe auf dem Teller servieren und mit gerösteten Mandelblättchen und Erbsen und 1 TL Milch garnieren. Gerne kannst du einen kleinen Rohkostsalat als Vorspeise oder Beilage dazu essen.

Lauchtopf

½ Zwiebel
Öl zum Anbraten
1 Stangen Lauch
100–150 g mageres Rinderhackfleisch
1 Ecke Schmelzkäse
oder 1–2 EL Frischkäse
Salz, Pfeffer, Muskat

Zwiebel in Öl anschwitzen, Hackfleisch zugeben und krümelig braten. In der Zwischenzeit den Lauch in feine Ringe schneiden, waschen und auf das Hackfleisch schichten. Der Lauch zieht etwas Wasser, evtl. etwas Brühe oder Wasser zugeben, bis der Lauch weich ist.
Den Schmelzkäse oder Frischkäse mit etwas Wasser mit dem Mixer cremig rühren und der Hack-Lauchmasse zufügen. Mit Salz, Pfeffer und Muskat abschmecken. Dazu passt Reis.
Für LL Teilnehmer ca. 5 Esslöffel Reis.

WEITERE LEICHTE IDEEN

Annettes Omega3-Salatsoßenrezept

80 g Olivenöl
80 g Rapsöl
80 g Leinöl (oder Leindotteröl, Walnussöl, Kürbiskernöl)
140 g Apfelessig
60 g Senf
120 g Apfelsaft
30 g Gemüsebrühe

Alles zusammen im Smoothie-Mixer mischen und im Kühlschrank aufbewahren. Pro Person reicht 1 EL.
Eventuell noch etwas Salz dazugeben und mit einer frisch gepressten halben Zitrone aufpeppen. Schmeckt genial!

Heikes Salatsoßenrezept

150 ml weißer Balsamicoessig
150 ml Rapsöl
100 ml Wasser
1 gehäufter EL Gemüsebrühe
1 gehäufter EL Salatkräuter
1 EL Senf
1 EL saure Sahne
2–3 TL Zucker (oder Honig)
¼ TL Pfeffer
1 ausgedrückte Knoblauchzehe

Alles mixen und nach Geschmack nachwürzen.

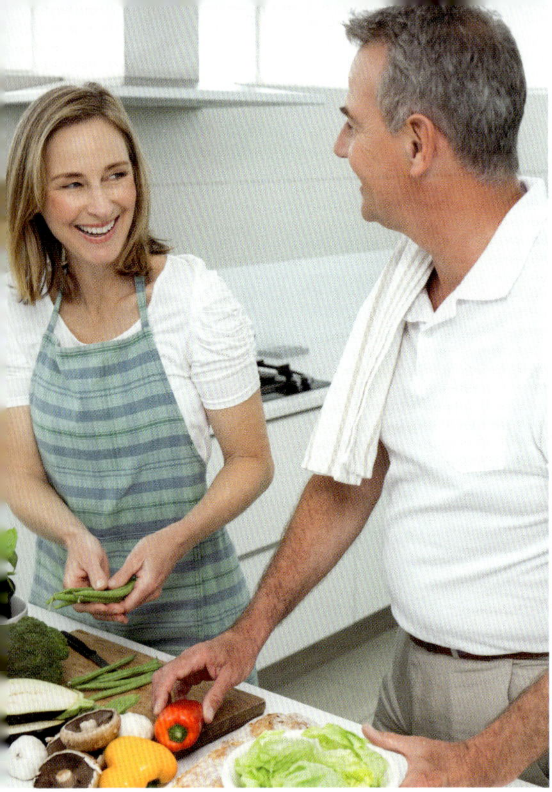

Lebe-leichter-Coach Ulrike Schomerus hat zwei sommerliche Eisteerezepte kreiert:

Erdbeer-Minze-Eistee

3 Beutel Erdbeer-Minze-Tee und 2 Stängel frische Minze mit 1 Liter Wasser aufbrühen. 5 Minuten ziehen lassen. 1 Bio-Zitrone halbieren. Eine Hälfte auspressen, die andere in Scheiben schneiden. Eine Kanne mit Eiswürfeln füllen und den heißen Tee hineingießen. Saft und Scheiben der Zitrone dazugeben. Nach Geschmack mit Süßstoff süßen. Eisgekühlt servieren.

Eistee mit Ingwer und Zitrone

1 daumengroßes Stück Ingwer in Scheiben schneiden, dann zusammen mit 2 Beuteln schwarzem Tee mit 1 Liter Wasser überbrühen. 5 Minuten ziehen lassen. 1 Zitrone auspressen.
Eine Kanne mit Eiswürfeln füllen und den heißen Tee hineingießen. Zitronensaft dazugeben und nach Geschmack mit Süßstoff süßen. Eisgekühlt servieren.

Lebe-leichter-Sour-Creme
(schmeckt super zu Ofenkartoffeln)

1 Knoblauchzehe
500 g Magerquark
200 g Schmand (24 % Fett)
1 TL Salz

Knoblauchzehe zerdrücken, mit den übrigen Zutaten vermischen und die Sour Creme mindestens eine Stunde durchziehen lassen.

Aprikosen-Senf

Senf
Aprikosenmarmelade

Senf und Aprikosenmarmelade 1:1 mischen. Schmeckt auf Lachsbrötchen, zu Fondue, als Grillsoße.

Es zählt nicht, wie oft
du hingefallen bist,
sondern dass du
aufgestanden und
weitergegangen bist.

Ein Teller für einen Teller

Seit 2012 ernähren wir durch das christliche Hilfswerk JAM Deutschland e. V. zusammen mit unseren *Lebe-leichter*-Coachs, den Teilnehmern der *Lebe-leichter*-Kurse und Lesern unserer Bücher über 200 Kinder in der Schule Cakuti/Angola.
Die Schüler und Schülerinnen erhalten an jedem Schultag eine Schale nährstoffreichen Mais-Soja-Brei. Dieser Brei, angereichert mit Vitaminen und Mineralstoffen, deckt 75 Prozent des täglichen Nähstoffbedarfs. Der allgemeine Gesundheitszustand, die Konzentration, Aufnahmefähigkeit sowie die Lernbereitschaft der Schülerinnen und Schüler wird durch die Schulspeisung deutlich erhöht. Für viele Kinder ist die konstante Nahrungsversorgung Ansporn, die Schule regelmäßig zu besuchen.

Eine Schale von diesem Maisbrei kostet 25 Cent.

Durch eine symbolische Ernährungs-Patenschaft kann JAM mit nur 60,– € ein Kind ein Jahr lang an der Cacuti-Grundschule Nahrung und Bildung ermöglichen.

Regelmäßig oder einmalig – jede Spende hilft!

Wenn du die Kinder an »unserer« Schule unterstützen möchtest, gib in den Verwendungszweck »*Lebe leichter*« ein. Deine Spende fließt dann direkt an unsere Schule.

JAM Deutschland e. V.
Verwendungszweck: »Ernährungsprogramm *Lebe leichter*«
IBAN: DE 52 6005 0101 0001 1332 44
BIC/SWIFT-Code: SOLADEST600
BW-Bank Stuttgart

Anmerkungen

[1] Giulia Enders, Darm mit Charme: Alles über ein unterschätztes Organ, Ullstein 2017

[2] Dieses Zitat wird auf zahlreichen Websites entweder Dante oder Goethe zugeschrieben. Es scheint jedoch erst um die Mitte des 20. Jahrhunderts geprägt worden zu sein – siehe dazu auch http://falschzitate.blogspot.com/2018/04/der-eine-wartet-da-die-zeit-sich.html (aufgerufen am 7.7.2018).

[3] Christina Brudereck, Zwischenzeilen – gesammelte Gedichte, SCM Collection 2010

[4] Ingo Reichardt in: LaMa, Der lachende Manager. www.communication-college.org

Werde *Lebe-leichter*-Coach

Man könnte es als neue berufliche Chance betrachten, aber auch als Einstieg in eine neue, leidenschaftliche Tätigkeit. »Wer liebt, was er tut, braucht nie wieder zu arbeiten«, lautet unsere Devise. Wir, die Autorinnen, können uns keine schönere Aufgabe vorstellen, als Woche für Woche Menschen zu motivieren und zu unterstützen. Motivation ist unsere Stärke, deshalb fällt es uns so leicht, andere zu begeistern.

Konnten wir dich für diese neue Leichtigkeit gewinnen? Bist du angesteckt von der Grundidee von *Lebe leichter*? Steckt auch in dir die Sehnsucht, anderen Menschen zu mehr Leichtigkeit zu verhelfen?

Wenn der Gedanke, selber *Lebe-leichter*-Coach zu werden, dich begeistert, dann bewirb dich bei uns. Gerne senden wir dir weitere Informationen zu. In einem Zwei-Tage-Seminar erhältst du von uns das Know-How, um *Lebe-leichter*-Kurse zu leiten. Damit erwirbst du die Lizenz, eigene Kurse zu eröffnen und selbstständig tätig zu sein. Positiver Nebeneffekt: Als *Lebe-leichter*-Coach bist du Vorbild und bleibst stets am Puls der Thematik. Wir unterstützen dich dabei. Weitere Infos findest du auf unserer Webseite **www.*lebe-leichter*.com**

Bildnachweis

stock.adobe.com: S. 54: © moodboard / S. 98: © Monkey Business

fotolia: S. 40: © Maridav / S. 46: © puhhha / S. 49: © gitusik / S. 73: © Antonioguillem / S. 75: © stokkete / S. 81: © ricka_kinamoto / S. 87: © Aaron Amat / S. 90: © contrastwerkstatt / S. 95: © kasto / S. 97: © Vista Photo / S. 102: © jackfrog / S. 103: © yatcenko / S. 107: © dusk / S. 111: © sarote / S. 112: © svetlana / S. 114: © goodluz / S. 135: © Cla78 / S. 136: © Jenny Sturm / S. 155: © fotoduets / S. 162: © Vladislav Nosik / S. 163: © luckybusiness / S. 173: © lilechka75 / S. 178: © WavebreakmediaMicro

Klaus Hohnwald, Offenburg: S. 138

Patrick Horlacher, Stuttgart: S. 6 / S. 8 / S. 13 / S. 14 / S. 30 / S. 42 / S. 56 / S. 68 / S. 78 / S. 85 / S. 88 / S. 100 / S. 116 / S. 130 / S. 144 / S. 158 / S. 165

Rahel Täubert, Stuttgart: S. 142

Shutterstock: S. 35: © ervstock / S. 37: © andras_csontos / S. 62: © Gutesa / S. 66: © Galina Barscaya / S. 77: © altafulla / S. 133: © StockLite / S. 162: © Simon TheSorcerer

unsplash: S. 153: © heather-schwartz